2019年
中国青少年烟草调查报告

中国疾病预防控制中心 编著

高 福 李新华 主编

人民卫生出版社
·北 京·

图书在版编目（CIP）数据

2019 年中国青少年烟草调查报告/中国疾病预防控制中心编著. —北京：人民卫生出版社，2022.6

ISBN 978-7-117-33022-0

Ⅰ. ①2… Ⅱ. ①中… Ⅲ. ①青少年－烟草－调查报告－中国－2019 Ⅳ. ①R163.2

中国版本图书馆 CIP 数据核字（2022）第 052175 号

人卫智网	www.ipmph.com	医学教育、学术、考试、健康，购书智慧智能综合服务平台
人卫官网	www.pmph.com	人卫官方资讯发布平台

审图号：GS（2022）1156 号

2019 年中国青少年烟草调查报告

2019 Nian Zhongguo Qingshaonian Yancao Diaocha Baogao

编　　著：中国疾病预防控制中心
主　　编：高　福　李新华
出版发行：人民卫生出版社（中继线 010-59780011）
地　　址：北京市朝阳区潘家园南里 19 号
邮　　编：100021
E - mail：pmph @ pmph.com
购书热线：010-59787592　010-59787584　010-65264830
印　　刷：人卫印务（北京）有限公司
经　　销：新华书店
开　　本：889×1194　1/16　　印张：8
字　　数：253 千字
版　　次：2022 年 6 月第 1 版
印　　次：2022 年 7 月第 1 次印刷
标准书号：ISBN 978-7-117-33022-0
定　　价：60.00 元

打击盗版举报电话：**010-59787491**　E-mail：**WQ @ pmph.com**
质量问题联系电话：**010-59787234**　E-mail：**zhiliang @ pmph.com**
数字融合服务电话：**4001118166**　E-mail：**zengzhi @ pmph.com**

《2019 年中国青少年烟草调查报告》
编委会

主　　编　高　福　李新华

副 主 编　肖　琳　刘世炜

编写人员　邸新博　曾新颖　谢慧宇　孟子达

　　　　　谢　莉　赵　燕　吕天楚　黄富林

　　　　　宋丽丽

序

我国吸烟人数超过 3 亿, 约占全球吸烟者总数的三分之一, 消费着全球约 40% 的卷烟。同时有超过 7 亿的非吸烟者遭受二手烟暴露, 二手烟导致了巨大的疾病负担和经济损失。有充分证据表明, 吸烟与四大慢性病 (恶性肿瘤、心血管疾病、慢性呼吸疾病和糖尿病) 存在很强的病因学关联。吸烟量越大, 吸烟年限越长, 疾病的发病和死亡风险越高, 戒烟可以显著降低相关疾病的发病和死亡风险, 并改善疾病预后。非吸烟者二手烟暴露同样会增加相关疾病的发病和死亡风险, 二手烟致病致癌风险并不比一手烟低。

大量科学证据显示, 吸烟会严重损害青少年呼吸系统和心血管系统, 并且会加速其成年后慢性病的发生。此外, 由于尼古丁具有强致瘾性, 80% 的青少年吸烟者步入成年后会继续吸烟, 且难以戒断, 如果不加以控制和引导, 这部分青少年将成为成年烟民的巨大"后备军"。采取有效措施预防青少年吸烟, 保护青少年免受烟草危害, 是控制我国烟草流行的关键措施。随着社会、经济的发展, 电子烟的广泛流行成为新的公共卫生问题。有充分证据表明电子烟会对健康产生危害, 而对尚未成年的青少年而言, 电子烟会对其身心健康和成长造成不良后果, 同时会诱导其使用卷烟。

加强青少年烟草流行监测, 动态获得吸烟、电子烟使用、烟草依赖、二手烟暴露、烟草制品获得、控烟宣传和烟草广告促销等关键指标, 对控制青少年烟草流行具有重要意义。在国家卫生健康委的领导下, 中国疾病预防控制中心于 2019 年再次开展了中国青少年烟草流行专项调查。与 2014 年相比, 我国初中学生尝试吸卷烟和现在吸卷烟的比例明显下降, 但听说过电子烟和现在使用电子烟的比例显著上升; 二手烟暴露情况有所改善, 但仍较为严重, 还存在教师在校园内吸烟的现象。影响吸烟的因素仍广泛存在, 包括不向未成年人售烟的法律仍未得到有效落实; 卷烟变得越来越"便宜"; 烟草广告、促销和赞助活动依然流行; 影视剧中的吸烟镜头尚未得到有效控制。另外, 值得关注的是, 此次调查首次纳入了高中学生, 结果发现高中学生吸烟率远高于初中学生, 职业学校控烟情况更是堪忧。

保护青少年一代的身心健康是一个负责任大国的首善之举, 同时也离不开全社会的共同努力。希望大家携手同行, 加强部门协作, 充分发挥我国体制机制优势, 为我们的青少年一代创造一个健康、无烟的学习和成长环境。

中国疾病预防控制中心主任　高　福

2021 年 5 月

前　言

《"健康中国 2030"规划纲要》和《健康中国行动（2019—2030 年）》控烟行动明确提出"2030 年中国 15 岁以上人群吸烟率降至 20%"的阶段性目标。实现这一目标，一要提高戒烟率，二要减少新烟民，而青少年由于其生理和心理特点，是成为新烟民的极易感人群，加强青少年控烟工作至关重要。一直以来，特别是 2006 年世界卫生组织《烟草控制框架公约》在中国正式生效以来，中国政府认真履行职责，高度重视学校控烟工作，力度不断加强，国家相关部委相继出台了政策文件，包括：2010 年教育部和卫生部联合下发通知要求加强学校控烟工作，中小学校室内及校园应全面禁烟；2014 年教育部再次印发了《关于在全国各级各类学校禁烟有关事项的通知》；2015 年新修订的《中华人民共和国广告法》明确规定禁止向未成年人发布任何形式的烟草广告；2018 年国家市场监督管理总局和国家烟草专卖局发布关于禁止向未成年人出售电子烟的通告；2019 年国家卫生健康委、中宣部、教育部等八部门联合印发了《关于进一步加强青少年控烟工作的通知》。

此外，国家卫生健康委（含前国家卫生计生委）还牵头在全国开展了针对青少年形式多样的控烟宣传和健康教育活动，实施了一系列控烟措施，引起了社会各界的广泛关注，比如：要求在中小学健康教育课程中介绍烟草对健康的危害以及拒绝烟草的技巧，传播青少年控烟核心信息；教师不得在学生面前吸烟，中小学校室内以及校园全面禁烟；举办青少年"拒吸第一支烟"签名活动；"我要告诉你，因为我爱你"烟草健康警示图形巡展；"青春很贵，烟草不配"和"保护青少年，远离传统烟草产品和电子烟"主题宣传活动，以及大量的控烟媒体宣传活动。

世界卫生组织 MPOWER 全球控烟策略中的"M"即监测烟草使用和预防政策。开展青少年烟草流行调查，获得全国及省级代表性并具国际可比的青少年烟草使用数据，是《烟草控制框架公约》的要求，也是全面推动控烟工作的重要内容，更是控烟政策制定、修订和效果评价的重要基础。2014 年，在中央补助地方健康素养促进项目支持和世界卫生组织资助下，中国疾病预防控制中心首次在我国大陆 31 个省（自治区、直辖市）的 336 个监测点（县、区、市、旗）开展了针对 13～15 岁在校青少年人群的专项烟草流行调查。作为全球青少年烟草调查（GYTS）的一部分，该调查使用全球统一的标准抽样方法、调查问卷和调查方法，首次获得了具有全国和省级代表性以及国际可比性的青少年烟草流行数据，为政府决策、推动控烟相关立法修法和开展学校控烟活动起到了关键的数据支持作用。

2019 年，按照国家卫生健康委的工作部署，在中央财政转移支付地方卫生健康项目的支持下，中国疾病预防控制中心再次在我国大陆 31 个省（自治区、直辖市）的 347 个监测点组织实施了中国青少年烟草流行专项调查。与 2014 年调查相比，该调查除增加了高中在校学生，包括普通高中（以下简称"普高"）和职业高中（以下简称"职高"）学生，调查设计和抽样方法完全相同，数据结果同样具有全国和省级代表性，且与 2014 年具有可比性。本报告是此次调查的主要发现，系统全面地阐述了青少年的烟草使用、电子烟使用、烟草依赖与戒烟、二手烟暴露、烟草制品获得与价格、控烟宣传和烟草广告促销、对烟草的认知与态度等内容。希望本报告能最大程度地为政府决策、科学研究、工作开展提供真实、可靠的数据参考，并转化为我国青少年控烟和控烟履约工作的有力工具。

编　者

2021 年 5 月

目　　录

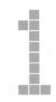

摘　要

《"健康中国 2030"规划纲要》明确提出"2030 年中国 15 岁以上人群吸烟率降至 20%"的控烟目标。减少新烟民，加强青少年控烟工作是实现这一目标的重要环节。开展青少年烟草流行调查，获得全国及省级代表性并具国际可比的青少年烟草使用数据，是世界卫生组织《烟草控制框架公约》的要求，也是全面推动烟草控制工作的重要内容。

按照国家卫生健康委的工作部署，在中央财政转移支付地方卫生健康项目的支持下，中国疾病预防控制中心组织实施了 2019 年中国青少年烟草调查。本次调查采用多阶段分层整群随机抽样方法，覆盖我国大陆 31 个省（自治区、直辖市）的 347 个县（市、区、旗），共 1 024 所初中 3 065 个班级的 154 287 名初中生和 974 所高中（含 277 所职高）2 846 个班级的 149 764 名高中生参与调查，分别回收问卷 147 270 和 140 922 份，应答率分别为 95.5% 和 94.1%，总体应答率 94.8%。调查内容包括：烟草使用、电子烟、烟草依赖与戒烟、二手烟暴露、烟草制品获得与价格、控烟宣传和烟草广告促销、对烟草的认知和态度等情况。数据清洗后采用基于复杂抽样设计的加权法对数据进行加权分析，主要结果如下：

1.1　烟草使用

17.9% 的中学生尝试吸过卷烟，男生（26.0%）高于女生（9.1%），农村（19.7%）高于城市（15.1%）。在尝试吸过卷烟的中学生中，13 岁及之前尝试的比例为 66.6%。吸烟场所报告最多的是学校、家里和社交活动时，占 49.0%。中学生现在吸卷烟率为 5.9%，男生（9.6%）高于女生（1.9%），农村（6.5%）高于城市（5.0%）。

初中生现在吸卷烟率为 3.9%，男生（5.8%）高于女生（1.8%），农村（4.8%）高于城市（2.3%），初三（5.5%）和初二（4.2%）高于初一（2.2%）。现在吸卷烟者过去 30 天内吸卷烟超过 20 天的占 18.4%，每天吸 5 支以上的占 14.0%。12.9% 的初中生尝试吸过卷烟，男生（17.9%）高于女生（7.2%），农村（15.2%）高于城市（9.0%）。83.2% 的初中生报告尝试吸卷烟发生在 13 岁及以前，吸烟场所主要是学校和家里。

高中生现在吸卷烟率为 8.6%，男生（14.8%）高于女生（2.0%），农村（26.0%）高于城市（22.4%），职高（14.7%）高于普高（5.6%）。现在吸卷烟者过去 30 天内吸卷烟超过 20 天的占 36.5%，每天吸 5 支以上的占 22.0%。24.5% 的高中生尝试吸过卷烟，男生（37.0%）高于女生（11.3%），农村（26.0%）高于城市（22.4%），职高（30.3%）高于普高（21.6%）。55.3% 的高中生报告尝试吸卷烟发生在 13 岁及以前，吸烟场所主要是学校、家里和社交活动时。无论是初中生还是高中生，西南地区卷烟使用情况更为严重。

1.2　电子烟

77.4% 的中学生听说过电子烟，使用过电子烟的比例为 12.6%，男生（20.1%）高于女生（4.4%），农村（13.6%）高于城市（11.1%）。2.8% 的中学生在过去 30 天内使用过电子烟，吸过 20 天及以上的占 3.4%，男生（4.5%）高于女生（1.0%），农村（3.0%）高于城市（2.6%）。过去 30 天内看到过电子烟或其相关产品广告的场所主要是商店、电视、广播、销售点和购物网站。

69.9% 的初中生听说过电子烟，使用过电子烟的比例为 10.2%，男生（15.7%）高于女生（3.8%），农村（11.6%）高于城市（7.8%），高年级高于低年级。2.7% 的初中生在过去 30 天内使用过电子烟，吸过 20 天及以上的占 10.7%，男生（4.2%）高于女生（1.1%），农村（3.2%）高于城市（2.0%），高年级高于低年级。看到过电子烟或其相关产品广告的场所主要是商店、电视、广播和销售点。

87.2% 的高中生听说过电子烟，使用过电子烟的比例为 15.8%，男生（25.9%）高于女生（5.1%），职高（20.5%）高于普高（13.5%）。3.0% 的高中生在过去 30 天内使用过电子烟，吸过 20 天及以上的占 14.3%，男生（4.9%）高于女生（0.9%），城市（3.2%）高于农村（2.8%），职高（4.5%）高于普高（2.2%）。看到过电子烟或其相关产品广告的场所或媒介主要是商店、电视、广播、购物网站和报纸杂志。西部和东北地区电子烟更为流行。

1.3　烟草依赖与戒烟

现在吸卷烟的中学生烟草依赖比例为 23.3%，男生（25.2%）高于女生（12.4%），城市（26.8%）高于农村（21.6%）。想戒烟的比例为 66.1%，过去 12 个月内尝试过戒烟的比例为 74.2%，接受过戒烟建议的比例为 10.0%。

现在吸卷烟的初中生烟草依赖比例为 17.5%，男生（19.5%）高于女生（10.4%），高年级高于低年级，城乡差异没有统计学意义。想戒烟的比例为 66.4%，过去 12 个月内尝试过戒烟的比例为 74.7%，11.4% 接受过戒烟建议，男女生、城乡间差异均没有统计学意义。

现在吸卷烟的高中生烟草依赖比例为 26.6%，男生（28.2%）高于女生（14.7%），职高（30.1%）高于普高（22.1%），城乡差异没有统计学意义。想戒烟的比例为 66.0%，农村（68.7%）高于城市（61.7%）。过去 12 个月内尝试过戒烟的比例为 73.9%，9.2% 接受过戒烟建议，男女生、职高与普高、城乡间差异均没有统计学意义。

1.4　二手烟暴露

过去 7 天内，66.4% 的中学生在家（34.1%）、室内公共场所（50.5%）、室外公共场所（52.4%）或公共交通工具（25.1%）看到有人吸烟。在过去 30 天内，50.7% 的中学生在学校看到过有人吸烟，农村（54.3%）高于城市（44.8%）。在校期间，46.9% 的中学生在学校见到过教师吸烟，农村（52.6%）高于城市（37.7%），9.9% 几乎每天都看到。

过去 7 天内，63.2% 的初中生在家（34.1%）、室内公共场所（45.8%）、室外公共场所（48.6%）或公共交通工具（23.4%）看到有人吸烟，男生（65.4%）高于女生（60.8%），城乡间差异没有统计学意义。在过去 30 天内，45.2% 的初中生在学校看到过有人吸烟，农村（49.3%）高于城市（38.1%）。在校期间，42.6% 的初中生在学校看到过教师吸烟，农村（48.2%）高于城市（32.7%），8.5% 几乎每天看到。

过去 7 天内，70.4% 的高中生在家（34.0%）、室内公共场所（56.5%）、室外公共场所（57.3%）或公共交通工具（27.3%）看到有人吸烟，男生（75.2%）高于女生（65.4%），普高（72.0%）高于职高（67.3%），城乡间差异没有统计学意义。在过去 30 天内，57.8% 的高中生在学校看到过有人吸烟，农村（61.3%）高于城市（52.6%）。52.5% 的高中生在学校看到过教师吸烟，农村（58.7%）高于城市（43.5%），11.8% 几乎每天看到。

1.5　烟草制品获得与价格

吸卷烟的中学生中，83.3% 在过去 30 天内买烟时没有因为未满 18 岁而被拒绝，男女生、城乡间差异均没有统计学意义。54.8% 在过去 30 天购买卷烟的价格在 11~20 元间，22.5% 超过 20 元。

吸卷烟的初中生中，76.5% 在过去 30 天内买烟时没有因为未满 18 岁而被拒绝，男女生、城乡和年级间差异均没有统计学意义。46.5% 在过去 30 天购买卷烟的价格在 11~20 元间，24.1% 超过 20 元。

吸卷烟的高中生中，87.6% 在过去 30 天内买烟时没有因为未满 18 岁而被拒绝，男女生、普高与职高、城乡间差异均没有统计学意义。58.7% 在过去 30 天购买卷烟的价格在 11～20 元间，21.7% 超过 20 元。

1.6　控烟宣传和烟草广告促销

63.9% 的中学生报告在过去 30 天内看到过控烟宣传信息，城市（66.6%）高于农村（62.2%）。56.6% 报告过去 12 个月内在课堂上学习过关于烟草使用具体的健康危害知识。71.7% 报告过去 30 天在电影、电视、视频或录像内看到过吸烟镜头；46.4% 报告在烟草零售点看到过烟草产品的广告或者促销；23.4% 报告在互联网上看到过烟草产品的广告 / 视频。2.1% 报告曾经被烟草公司工作人员给过免费的烟草产品。

64.9% 的初中生报告在过去 30 天内看到过控烟宣传信息，城市（68.1%）高于农村（63.1%）。58.6% 报告过去 12 个月内在课堂上学习过关于烟草使用具体的健康危害知识。69.5% 报告过去 30 天在电影、电视、视频或录像内看到过吸烟镜头；48.9% 报告在烟草零售点看到过烟草产品的广告或者促销；23.2% 报告在互联网上看到过烟草产品的广告 / 视频。2.0% 报告曾经被烟草公司工作人员给过免费的烟草产品。

62.5% 的高中生报告在过去 30 天内看到过控烟宣传信息，城市（64.9%）高于农村（60.8%）。54.1% 报告过去 12 个月内在课堂上学习过关于烟草使用具体的健康危害知识，职高（60.0%）高于普高（51.3%）。74.5% 报告过去 30 天在电影、电视、视频或录像内看到过吸烟镜头；43.8% 报告在烟草零售点看到过烟草产品的广告或者促销；23.6% 报告在互联网上看到过烟草产品的广告 / 视频。2.3% 报告曾经被烟草公司工作人员给过免费的烟草产品。

1.7　对烟草的认知和态度

31.0% 的中学生肯定地认为戒烟很难，男生（32.2%）高于女生（29.6%），现在非吸烟者（31.5%）高于现在吸烟者（23.5%）。54.2% 报告自己的父母至少有一方是吸烟者，现在吸烟者（69.6%）显著高于现在非吸烟者（53.2%）。41.0% 报告自己的好朋友中有吸烟者，现在吸烟者（96.9%）明显高于现在非吸烟者（37.2%）。

35.0% 的初中生肯定地认为戒烟很难，男生（36.8%）高于女生（32.8%），现在非吸烟者（35.5%）高于现在吸烟者（23.7%）。52.7% 报告自己的父母至少有一方是吸烟者，现在吸烟者（71.5%）显著高于现在非吸烟者（51.9%）。29.9% 报告自己的好朋友中有吸烟者，现在吸烟者（95.1%）明显高于现在非吸烟者（27.1%）。

25.8% 的高中生肯定地认为戒烟很难，现在非吸烟者（26.0%）高于现在吸烟者（23.4%），男女生、职高与普高、城乡间差异均没有统计学意义。56.0% 报告自己的父母至少有一方是吸烟者，现在吸烟者（68.4%）显著高于现在非吸烟者（54.9%）。55.3% 报告自己的好朋友中有吸烟者，现在吸烟者（98.0%）明显高于现在非吸烟者（51.1%）。

1.8　建议

进一步加大学生控烟宣传工作力度；加强学校无烟环境创建工作，任何人不得在校园内吸烟和使用电子烟；切实做好不向未成年人销售烟草制品和电子烟的管理工作；推动无烟立法、倡导无烟家庭，保护学生免受二手烟危害；大幅提高烟草价格，降低学生购买卷烟的能力；严格限制影视剧中的吸烟镜头；禁止任何针对学生的烟草广告、促销和赞助活动，特别是烟草零售点和互联网；针对重点人群和重点地区强化控烟干预。

调 查 方 法

本次中国青少年烟草调查通过横断面调查设计,采用多阶段分层整群随机抽样方法,估计全国及各省的男女生、城乡、初中和高中学生的烟草流行状况。中国疾病预防控制中心控烟办公室(以下简称"控烟办")负责为本次青少年烟草调查提供技术支持。本章将详细介绍该调查的方法,包括调查目的、目标人群、抽样设计、调查问卷、数据采集和数据分析。

2.1 调查目的

中国青少年烟草调查通过动态、系统监测我国在校初中和高中学生的吸卷烟、戒烟、电子烟使用、二手烟暴露、对烟草的认知和态度及控烟措施实施状况等信息,分析具有全国及各省代表性的指标,客观评价我国青少年控烟现状,为控烟政策、策略和措施的制定和修订提供科学依据和工作建议。

2.2 目标人群

中学生,即初中、高中(含普高和职高)在校学生。

2.3 抽样设计

本调查采用了多阶段分层整群随机抽样的方法。各省(自治区、直辖市)按照城乡分层(不包括港、澳、台地区),所有行政区划为区的县级单位视为城市层,行政区划为县或县级市的县级单位视为农村层。抽样过程共分为三个阶段:

(1)第一阶段:以我国大陆 31 个省(自治区、直辖市)为单位,采用与人口规模成比例的概率抽样方法(PPS)随机抽取监测点(县、区、市、旗)。根据各省(自治区、直辖市)人口数量、城乡人口比例及满足调查的最小样本要求等因素确定各省监测点数量,共计 347 个监测点。

(2)第二阶段:在每个监测点内,采用与学生人数成比例的 PPS 方法抽取 3 所初中、2 所普高和 1 所职高学校,若该监测点没有职高,则抽取 3 所普高。用于抽样的学校包括辖区内所有含初中和高中年级的公立和私立学校,学生数小于 120 人的学校排除在抽样框外。

(3)第三阶段:从每所被抽中学校的每个年级中随机抽取 1 个班级,该班级中当日所有在校学生全部参与调查。学生数小于 40 人的班级进行合并后抽样。

2.4 调查问卷

本次调查问卷的内容包括:烟草使用、烟草依赖及戒烟、二手烟暴露、烟草制品获得与价格、控烟宣传、烟草广告和促销、对烟草的认知和态度、电子烟使用等情况。2018 年 12 月开展现场预调查后,经调整改编形成最终的调查问卷(详见附录 2 调查问卷)。

2.5　数据收集

（1）抽样：控烟办按照 2010 年人口普查结果和既定的抽样方案抽取 347 个监测点，确定监测点名单。

监测点项目执行机构负责从教育部门获取该监测点辖区内所有含初中、高中（普高和职高）年级的公立和私立学校名单及其学生数量，上报省级项目执行机构，省级项目执行机构整理后上报控烟办，由控烟办抽取学校，确定调查学校。

监测点收集抽中学校班级信息，上报省级项目执行机构，省级执行机构负责在抽中的学校内随机抽取参加调查的班级，并向控烟办上报班级抽样结果信息表。

（2）现场调查：2019 年 4 月控烟办对省级工作组进行统一培训，之后由各省组织本省调查队伍，开展二级培训。每个监测点设负责人 1 名，调查员 2 名，数据管理和质控员 1 名。要求 2 名调查员一组，确保在调查对象填写问卷过程中能解答其提出的问题；根据省级项目执行机构提供的抽样名单核实抽中的班级，不能由其他班级代替；调查期间必须要求所有校方人员不得进入调查现场；在调查开始前向调查对象说明调查的目的、主要内容，着重说明本调查为匿名调查、答案没有对错之分、调查结果保密、自愿参加等事项；在调查结束前检查所填问卷填写有无漏项、书写和逻辑错误，发现问题及时询问调查对象；记录调查完成情况；将完成的调查问卷及时上交给数据管理员，以防丢失。

各监测点负责人及质控员对现场调查工作的全过程进行质量控制，包括抽样信息收集、现场调查、数据管理等。各监测点的数据管理员对每天的问卷收发情况进行记录，防止丢失。省级项目执行机构收集各监测点问卷后，再次进行质控，经省级卫生行政部门审核后上交控烟办。

2.6　数据分析

本次调查使用 SAS 9.4 统计软件进行数据清洗、样本加权，计算人群参数估计值及其标准误。

样本权重的计算分三大步骤：①按照监测点抽样权重、学校抽样权重、班级抽样权重计算每个班级的基本权重；②根据各抽样阶段的应答率及学生应答率进行未应答调整；③根据各省在校中学生所在年级、性别、城乡构成情况，进行事后分层校正调整。每个调查对象的最终权重按照基本权重、未应答调整和事后分层校正调整相乘得到。所有分析中均使用最终权重，得出人群参数估计值。所有计算均使用 SAS 9.4 复杂抽样调查数据分析程序。

样本和人群特点

本章描述所抽取样本和人群的特点。人群估计值是在多级抽样权重和未应答调整的基础上,按照各省上报的初中和高中分年级、性别和城乡的学生数,进行事后分层调整做出的估计。

3.1 学校及调查对象应答率

(1)初中:本次调查我国大陆 31 个省(自治区、直辖市),抽样规模为 1 024 所初中,所有学校均参加了调查。共抽取 3 065 个班级,所有班级全部参加了调查。应完成调查学生数量 154 287 人,实际完成调查 147 270 人,应答率为 95.5%(附表 3-1)。

(2)高中:本次调查我国大陆 31 个省(自治区、直辖市),抽样规模为 974 所高中(其中普高 697 所,职高 277 所),所有学校均参加了调查。共抽取 2 846 个班级,所有班级全部参加了调查。应完成调查学生数量 149 764 人,实际完成调查 140 922 人,应答率为 94.1%(附表 3-1)。

3.2 样本和人群特点

(1)初中:接受调查的 147 270 名初中生中,男生 76 492 人,女生 70 778 人。分别代表了我国大陆 31 个省(自治区、直辖市)24 904 603 名初中男生和 21 625 823 名初中女生[1]。调查城市学生 77 317 人,农村学生 69 953 人,分别代表了 16 886 282 名城市初中学生和 29 644 144 名农村初中学生。初一、初二和初三年级学生的人数分别为 49 187、49 774 和 48 309,分别代表了 16 182 696、15 586 787 和 14 760 943 名我国大陆 31 个省(自治区、直辖市)在校初中学生(附表 3-2)。

附表 3-2a 显示了各省调查样本和人群的分布情况。由表中可以看出,在所有接受调查的初中和高中学生中,河南、广东和山东所占比例较高,分别为 5.5%、4.5% 和 4.2%,西藏、青海、北京、天津、海南和宁夏的学生所占比例相对较低,分别占 0.2%、0.3%、0.3%、0.3%、0.4% 和 0.4%。附表 3-2b 显示了各省参加调查初中学生按照性别、年级和城乡划分的样本数量。

(2)高中:接受调查的 140 922 名高中生中,男生 68 753 人,女生 72 169 人。分别代表了我国大陆 31 个省(自治区、直辖市)18 426 864 名高中男生和 17 310 908 名高中女生[2]。调查城市学生 75 737 人,农村学生 65 185 人,分别代表了 14 447 982 名城市高中学生和 21 289 790 名农村高中学生。普高和职高学生的人数分别为 106 432 和 34 490,分别代表了 23 755 073 名我国大陆 31 个省(自治区、直辖市)在校普高学生和 11 982 699 名我国大陆 31 个省(自治区、直辖市)在校职高学生(附表 3-2)。

附表 3-2a 显示了各省调查样本和人群的分布情况。由表中可以看出,在所有接受调查的初中和高中学生中,河南、广东和山东的普高学生所占比例较高,分别为 2.5%、2.2% 和 2.0%,西藏、青海、宁夏、北京、天津、上海和海南的普高学生所占比例相对较低,分别占到 0.1%、0.2%、0.2%、0.2%、0.2%、0.2 和 0.2%;河南、广东和四川的职高学生所占比例较高,分别为 1.3%、1.1% 和 1.0%,西藏、青海、宁夏、北京、天津、吉林、上海和海南的职高学生所占比例相对较低。附表 3-2c 显示了各省参加调查高中学生按照性别、年级和城乡划分的样本数量。

---

[1] 数据来源:各省教育部门提供的在校初中学生人数。

[2] 数据来源:各省教育部门提供的在校高中学生人数。

调查结果

4.1 烟草使用

» 17.9% 的中学生（初中生 12.9%、高中生 24.5%）尝试吸过卷烟。男生（26.0%）高于女生（9.1%），农村（19.7%）高于城市（15.1%）。
» 在尝试吸过卷烟的中学生中，13 岁及之前尝试的比例为 66.6%。吸烟场所报告最多的是学校、家里和社交活动时，占 49.0%。
» 中学生现在卷烟使用率为 5.9%，其中初中生 3.9%，高中生 8.6%。男生（9.6%）高于女生（1.9%），农村（6.5%）高于城市（5.0%）。

4.1.1 尝试吸卷烟率

尝试吸卷烟者指调查对象在过去使用过卷烟，即使是一两口。

中学生尝试吸卷烟率为 17.9%，男生（26.0%）高于女生（9.1%）；农村（19.7%）高于城市（15.1%）；云南、贵州和广西最高，上海、浙江和山东较低（图 4-1-1、图 4-1-2）。

具体见附表 4-1-1。

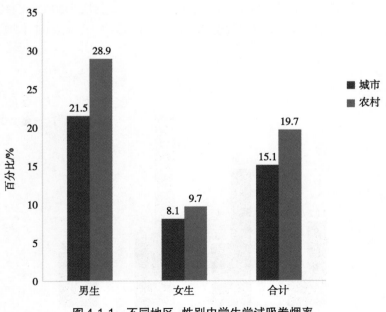

图 4-1-1 不同地区、性别中学生尝试吸卷烟率

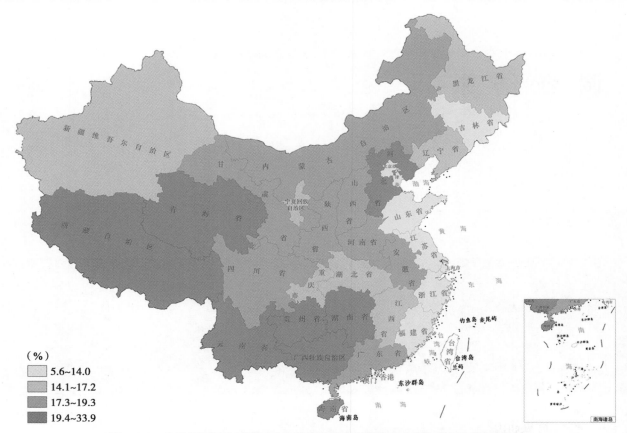

图 4-1-2 各省（自治区、直辖市）中学生尝试吸卷烟率分布（港、澳、台资料暂缺）

审图号：GS（2022）1156 号

（1）初中：初中生尝试吸卷烟率为 12.9%，男生（17.9%）高于女生（7.2%）；农村（15.2%）高于城市（9.0%）；初三（17.6%）高于初二（13.5%），初二高于初一（8.1%）；云南、广西和湖南较高，上海、山东和浙江较低（图 A4-1-1、图 A4-1-2、图 A4-1-3，附表 4-1-1）。

男生尝试吸卷烟者比例最高的是初三（25.1%），其次为初二（18.0%），初一最低（11.2%）；农村（21.2%）高于城市（12.1%）。女生尝试吸卷烟者比例最高的是初三（9.1%），其次为初二（8.3%），初一最低（4.6%），但初三与初二之间差异没有统计学意义；农村（8.3%）高于城市（5.3%）（图 A4-1-1、图 A4-1-2）。

具体见附表 4-1-1。

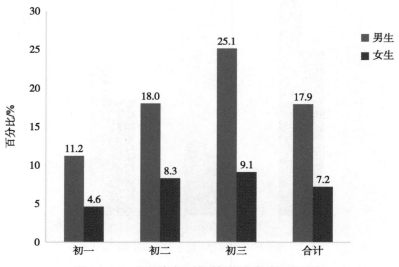

图 A4-1-1 不同年级、性别初中生尝试吸卷烟率

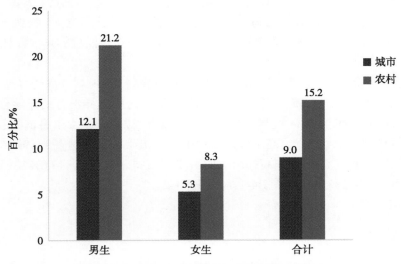

图 A4-1-2 不同地区、性别初中生尝试吸卷烟率

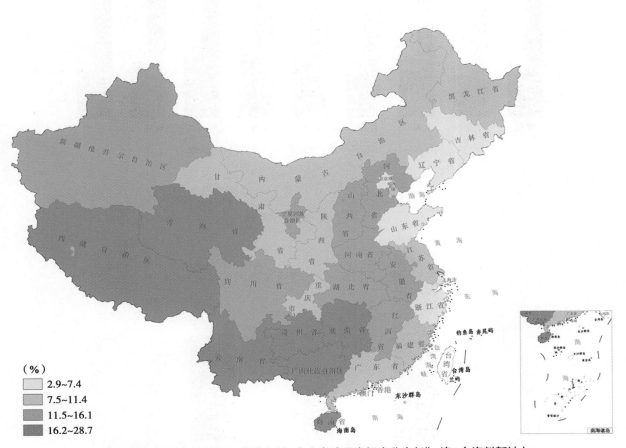

图 A4-1-3 各省(自治区、直辖市)初中生尝试吸卷烟率分布(港、澳、台资料暂缺)

审图号：GS(2022)1156号

（2）高中：高中生尝试吸卷烟率为 24.5%，男生（37.0%）高于女生（11.3%）；农村（26.0%）高于城市（22.4%）；职高（30.3%）高于普高（21.6%），其中普高三（23.3%）高于普高二（21.7%），普高二高于普高一（20.0%），但普高三与普高二之间、普高二与普高一之间差异没有统计学意义，职高一、二、三相近，分别为 30.8%、30.2% 和 29.7%；云南、贵州和青海较高，上海、浙江和山东较低（图 B4-1-1、图 B4-1-2、图 B4-1-3、附表 4-1-1）。

男生尝试吸卷烟率职高（43.2%）高于普高（33.6%），其中普高三（37.1%）高于普高二（33.2%），普高二高于普高一（30.5%），但普高三与普高二之间、普高二与普高一之间差异没有统计学意义，职高一、二、三相近，分别为 43.2%、42.9% 和 43.5%；农村（40.0%）高于城市（32.8%）。女生尝试吸卷烟率职高（14.0%）高于普高（10.2%），其中普高二（10.7%）高于普高三（10.1%），普高三高于普高一（9.8%），但年级之间差异没有统计学意义，职高一（14.7%）高于职高二（14.2%），职高二高于职高三（13.0%），但差异没有统计学意义；农村（11.4%）与城市（11.2%）相近（图 B4-1-1、图 B4-1-2）。

具体见附表 4-1-1。

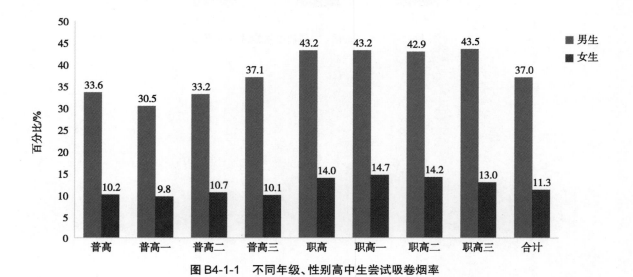

图 B4-1-1　不同年级、性别高中生尝试吸卷烟率

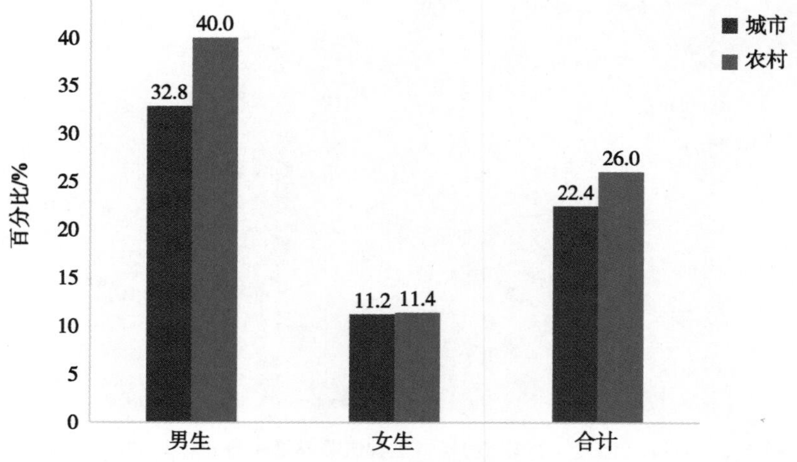

图 B4-1-2　不同地区、性别高中生尝试吸卷烟率

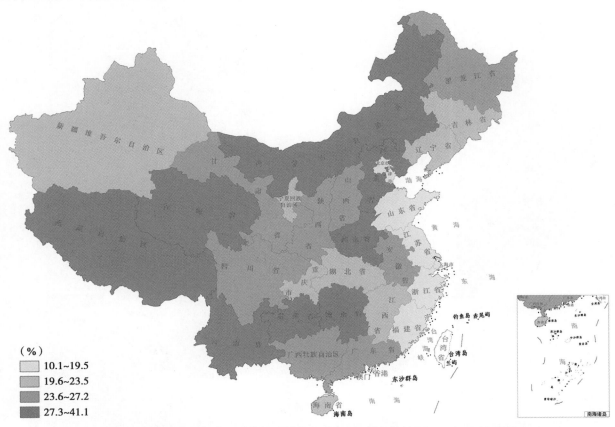

图 B4-1-3　各省（自治区、直辖市）高中生尝试吸卷烟率分布（港、澳、台资料暂缺）
审图号：GS（2022）1156 号

4.1.2　现在吸卷烟率

现在吸卷烟者指调查对象在过去 30 天内吸过卷烟。

中学生现在吸卷烟率为 5.9%，男生（9.6%）高于女生（1.9%）；农村（6.5%）高于城市（5.0%）；云南、西藏和贵州最高，上海、浙江和山东较低（图 4-1-3、图 4-1-4）。

具体见附表 4-1-2。

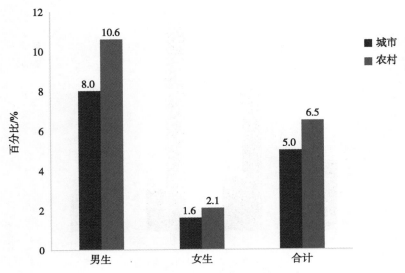

图 4-1-3　不同地区、性别中学生现在吸卷烟率

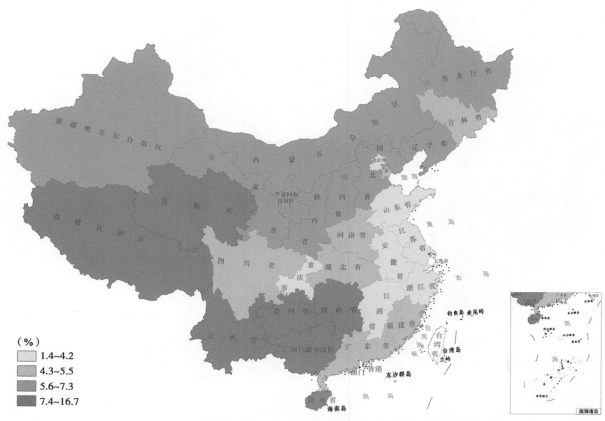

图 4-1-4　各省（自治区、直辖市）中学生现在吸卷烟率分布（港、澳、台资料暂缺）

审图号：GS（2022）1156 号

（1）初中：初中生现在吸卷烟率为 3.9%，男生（5.8%）高于女生（1.8%）；农村（4.8%）高于城市（2.3%）；初三（5.5%）高于初二（4.2%），但差异没有统计学意义，初二高于初一（2.2%）；云南、广西和西藏较高，上海、浙江和山东较低（图 A4-1-4、图 A4-1-5、图 A4-1-6，附表 4-1-2）。

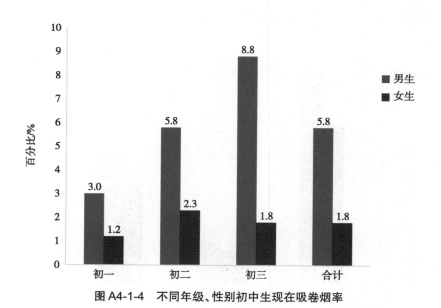

图 A4-1-4　不同年级、性别初中生现在吸卷烟率

男生现在吸卷烟者比例最高的是初三（8.8%），其次为初二（5.8%），初一最低（3.0%）；农村（7.2%）高于城市（3.2%）。女生现在吸卷烟者比例最高的是初二（2.3%），其次为初三（1.8%），初一最低（1.2%），但初二与初三之间差异没有统计学意义；农村（2.1%）高于城市（1.1%）（图 A4-1-4、图 A4-1-5）。

具体见附表 4-1-2。

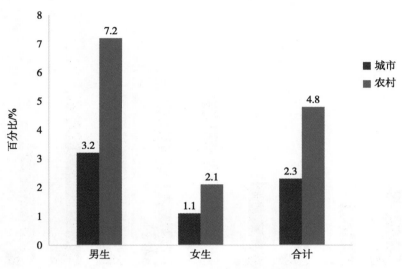

图 A4-1-5　不同地区、性别初中生现在吸卷烟率

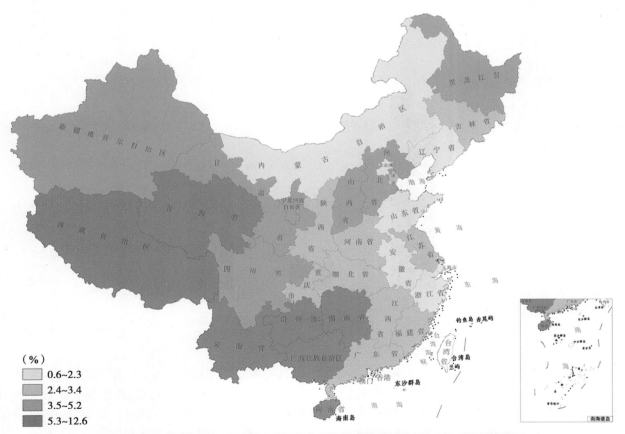

图 A4-1-6　各省（自治区、直辖市）初中生现在吸烟卷率分布（港、澳、台资料暂缺）

审图号：GS（2022）1156 号

（2）高中：高中生现在吸卷烟率为 8.6%，男生（14.8%）高于女生（2.0%）；农村（8.9%）高于城市（8.2%），但差异没有统计学意义；职高（14.7%）高于普高（5.6%），其中普高二（6.1%）高于普高三（5.9%），普高三高于普高一（4.7%），但普高二与普高三之间差异没有统计学意义，职高一（15.8%）高于职高二（14.6%），职高二高于职高三（13.5%），但差异没有统计学意义；云南、青海和西藏较高，上海、山东和浙江较低（图 B4-1-4、图 B4-1-5、图 B4-1-6，附表 4-1-2）。

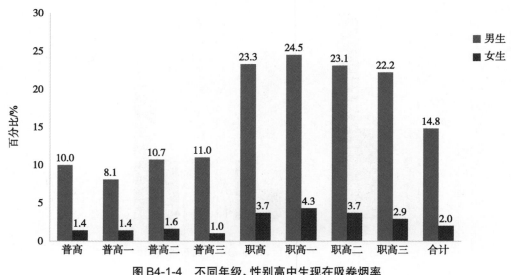

图 B4-1-4　不同年级、性别高中生现在吸卷烟率

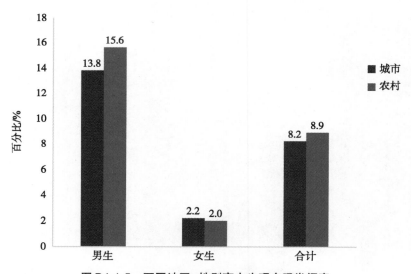

图 B4-1-5　不同地区、性别高中生现在吸卷烟率

　　男生现在吸卷烟率职高（23.3%）高于普高（10.0%），其中普高三（11.0%）高于普高二（10.7%），普高二高于普高一（8.1%），但普高二与普高三之间差异没有统计学意义，职高一（24.5%）高于职高二（23.1%），职高二高于职高三（22.2%），但差异没有统计学意义；农村（15.6%）高于城市（13.8%），但差异没有统计学意义。女生现在吸卷烟率职高（3.7%）高于普高（1.4%），其中普高二（1.6%）高于普高一（1.4%），普高一高于普高三（1.0%），但普高二与普高一之间差异没有统计学意义，职高一（4.3%）高于职高二（3.7%），职

高二高于职高三（2.9%），但差异没有统计学意义；城市（2.2%）高于农村（2.0%），但差异没有统计学意义（图 B4-1-4、图 B4-1-5）。

具体见附表 4-1-2。

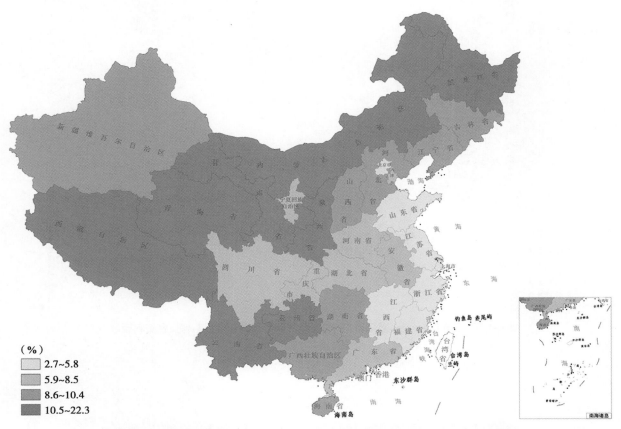

（%）
2.7~5.8
5.9~8.5
8.6~10.4
10.5~22.3

图 B4-1-6 各省（自治区、直辖市）高中生现在吸卷烟率分布（港、澳、台资料暂缺）

审图号：GS（2022）1156 号

4.1.3 经常吸卷烟率

经常吸卷烟者指调查对象在过去 30 天内吸卷烟天数在 20 天及以上者。

中学生现在经常吸卷烟率为 1.8%，男生（3.2%）高于女生（0.3%）；农村（1.8%）稍高于城市（1.7%），差异没有统计学意义；云南、贵州和青海最高，上海、山东和浙江较低（图 4-1-5）。

具体见附表 4-1-3。

（1）初中：初中生经常吸卷烟率为 0.7%，男生（1.3%）高于女生（0.1%）；农村（0.9%）高于城市（0.5%）；初三（1.5%）高于初二（0.6%），初二高于初一（0.3%）；西藏、云南和广西较高，上海、山东、浙江、安徽、内蒙古和江苏较低（图 A4-1-7）。

具体见附表 4-1-3。

（2）高中：高中生经常吸卷烟率为 3.1%，男生（5.7%）高于女生（0.5%）；城市 3.2%、农村 3.1%；职高（5.9%）高于普高（1.8%），其中普高二和普高三分别为 2.0% 和 1.9%，高于普高一（1.3%），职高一、二、三相近，分别为 5.9%、6.1% 和 5.6%；云南、贵州、青海和西藏较高，上海、山东和浙江较低（图 B4-1-7）。

具体见附表 4-1-3。

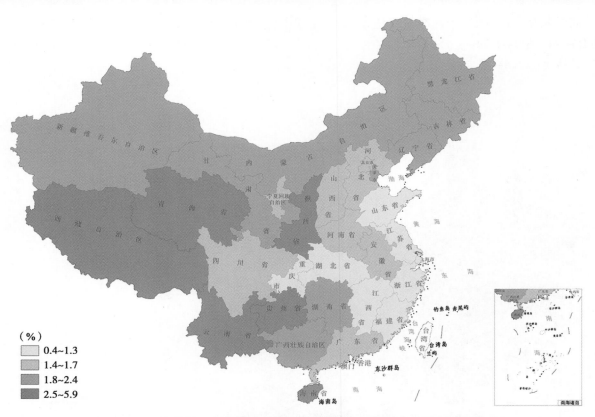

（%）
0.4~1.3
1.4~1.7
1.8~2.4
2.5~5.9

图 4-1-5　各省（自治区、直辖市）中学生经常吸卷烟率分布（港、澳、台资料暂缺）

审图号：GS（2022）1156 号

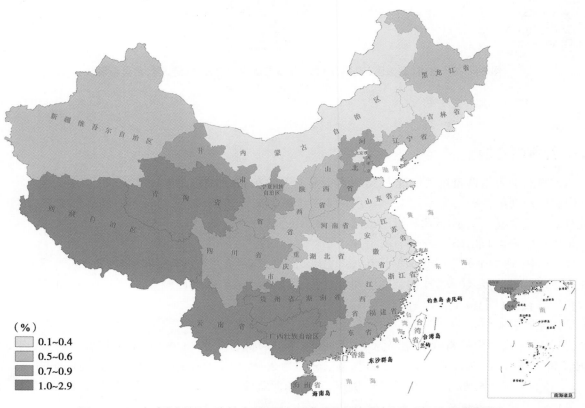

（%）
0.1~0.4
0.5~0.6
0.7~0.9
1.0~2.9

图 A4-1-7　各省（自治区、直辖市）初中生经常吸卷烟率分布（港、澳、台资料暂缺）

审图号：GS（2022）1156 号

4. 调 查 结 果

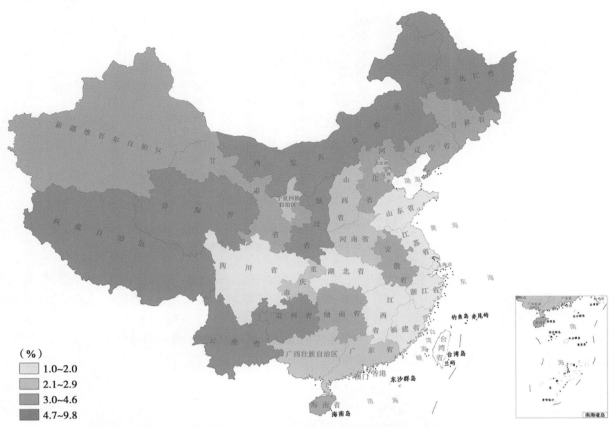

图 B4-1-7　各省（自治区、直辖市）高中生经常吸卷烟率分布（港、澳、台资料暂缺）

审图号：GS（2022）1156 号

4.1.4　吸烟频率和吸烟量

　　过去 30 天内吸过卷烟的中学生中，从吸烟频率看，吸过 1～2 天的占 30.0%，超过 10 天的占 44.5%，其中超过 20 天的占 30.2%（图 4-1-6）；男生的吸烟频率高于女生；城市和农村学生的吸烟频率相近。从吸烟量看，每天吸卷烟少于 2 支的占 42.5%，每天 2～5 支的占 38.4%，每天 5 支以上的占 19.1%，其中超过 10 支的占 7.8%（图 4-1-7）；男生的吸烟量高于女生；城市和农村的吸烟量相近。

　　具体见附表 4-1-3、附表 4-1-4。

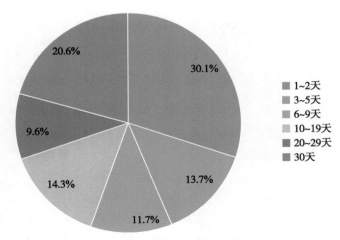

图 4-1-6　过去 30 天内吸过卷烟的中学生吸卷烟频率

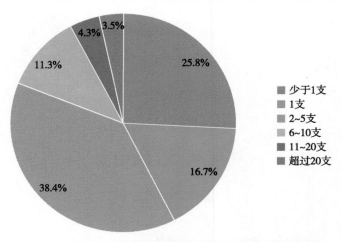

图 4-1-7　过去 30 天内吸过卷烟的中学生每天吸卷烟数量分布

　　（1）初中：过去 30 天内吸过卷烟的初中生中，从吸烟频率看，吸过 1～2 天的占 41.0%，超过 10 天的占 32.7%，其中超过 20 天的占 19.6%（图 A4-1-8）；男生的吸烟频率高于女生；随着年级的增长，吸烟频率增高；城市和农村的吸烟频率相近。从吸烟量看，每天吸卷烟少于 2 支的占 53.1%，每天 2～5 支的占 32.9%，每天 5 支以上的占 14.0%，其中超过 10 支的占 6.2%（图 A4-1-9）；男生的吸烟量高于女生；随着年级的增长，吸烟量增大；城市和农村的吸烟量相近。

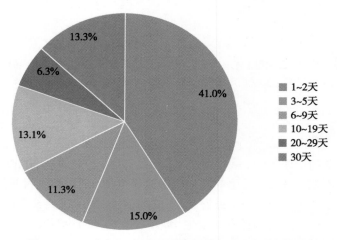

图 A4-1-8　过去 30 天内吸过卷烟的初中生吸卷烟频率

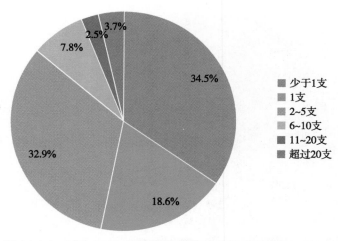

图 A4-1-9　过去 30 天内吸过卷烟的初中生每天吸卷烟数量分布

具体见附表 4-1-3、附表 4-1-4。

（2）高中：过去 30 天内吸过卷烟的高中生中，从吸烟频率看，吸过 1~2 天的占 23.7%，超过 10 天的占 51.4%，其中超过 20 天的占 36.3%，30 天都吸的占 24.9%（图 B4-1-8）；男生的吸烟频率明显高于女生；职高高于普高，随着年级的增长，吸烟频率有所升高；城市略高于农村。从吸烟量看，每天吸卷烟少于 2 支的占 36.2%，每天 2~5 支的占 41.8%，每天 5 支以上的占 22.0%，其中超过 10 支的占 8.6%（图 B4-1-9）；男生的吸烟量明显高于女生；职高高于普高，随着年级的增长，吸烟量变化不明显；城市略高于农村。

具体见附表 4-1-3、附表 4-1-4。

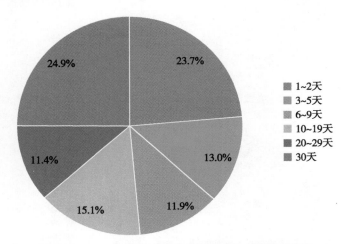

图 B4-1-8　过去 30 天内吸过卷烟的高中生吸卷烟频率

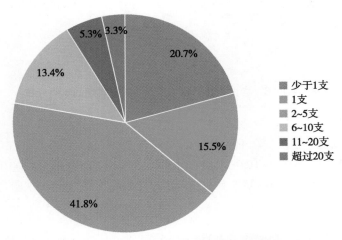

图 B4-1-9　过去 30 天内吸过卷烟的高中生每天吸卷烟数量分布

4.1.5　尝试吸烟年龄

尝试吸烟年龄是指尝试吸烟者吸第一支烟的年龄。

尝试吸卷烟的中学生第一次吸卷烟年龄在 7 岁及以下的占 15.8%，8~9 岁的占 12.6%，10~11 岁的占 14.3%，12~13 岁的占 23.9%，14 岁及以上的占 33.4%（图 4-1-8）；男生与女生第一次吸卷烟年龄相近；城市中学生第一次吸卷烟年龄比农村大。

具体见附表 4-1-5。

（1）初中：尝试吸卷烟的初中生第一次吸卷烟年龄在 7 岁及以下的占 19.0%，8~9 岁的占 15.2%，10~11 岁的占 19.3%，12~13 岁的占 29.7%，14 岁及以上的占 16.8%（图 A4-1-10）；男生第一次吸卷烟年龄比女生小；城市初中生第一次吸卷烟年龄比农村小。

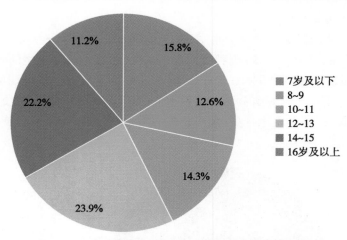

图 4-1-8　尝试吸卷烟的中学生第一次吸卷烟的年龄分布

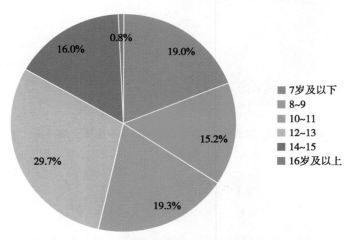

图 A4-1-10　尝试吸卷烟初中生第一次吸卷烟的年龄分布

　　具体见附表 4-1-5。

　　（2）高中：尝试吸卷烟的高中生第一次吸卷烟年龄在 7 岁及以下的占 13.6%，8～9 岁的占 10.8%，10～11 岁的占 10.9%，12～13 岁的占 19.9%，14 岁及以上的占 44.8%（图 B4-1-10）；男生与女生第一次吸卷烟年龄相近；职高生第一次吸卷烟年龄明显大于普高生；农村高中生第一次吸卷烟年龄略小于城市。

　　具体见附表 4-1-5。

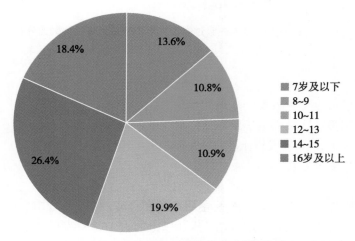

图 B4-1-10　尝试吸卷烟高中生第一次吸卷烟的年龄分布

4.1.6　吸烟场所

　　尝试吸过卷烟的中学生报告通常在学校、家里、社交活动时、网吧、朋友家和餐馆内吸烟的比例分别为19.0%、17.6%、12.4%、7.9%、4.4% 和 1.7%。除其他场所，主要集中在学校、家里和社交活动时；男生在家里和网吧吸烟的比例高于女生，而女生在社交活动时的吸烟比例高于男生，其他场所相近；农村学生在家里和学校吸烟的比例高于城市，而城市学生在社交活动时吸烟的比例高于农村学生（图 4-1-9，附表 4-1-6）。

　　现在吸卷烟的中学生报告通常在学校、家里、社交活动时、网吧、朋友家和餐馆内吸烟的比例分别为19.1%、17.4%、12.5%、8.0%、4.4% 和 1.7%，吸烟场所暴露的特点与尝试吸过卷烟的中学生一致（图 4-1-10）。

　　具体见附表 4-1-6、附表 4-1-7。

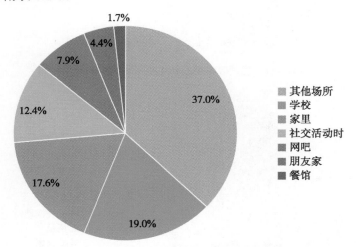

图 4-1-9　尝试吸卷烟的中学生通常吸烟的场所分布

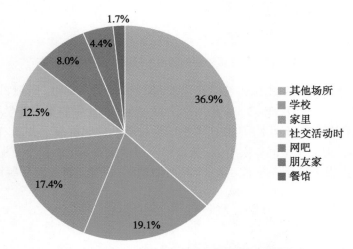

图 4-1-10　现在吸卷烟的中学生通常吸烟的场所分布

　　（1）初中：尝试吸过卷烟的初中生报告通常在学校、家里、社交活动时、网吧、朋友家和餐馆内吸烟的比例分别为 19.0%、18.2%、7.6%、6.6%、6.3% 和 1.7%。除其他场所，主要集中在学校和家里；男生在餐馆内吸烟的比例高于女生，而女生在社交活动时的吸烟比例高于男生，其他场所相近；随着年级的增长，在网吧吸烟的比例升高，在学校吸烟的比例下降；农村学生在家和学校吸烟的比例高于城市，而城市学生在社交活动时吸烟的比例高于农村学生（图 A4-1-11，附表 4-1-6）。

　　现在吸卷烟的初中生报告通常在学校、家里、社交活动时、网吧、朋友家和餐馆内吸烟的比例分别为19.0%、17.9%、7.7%、6.7%、6.4% 和 1.8%，吸烟场所暴露的特点与尝试吸过卷烟的初中生一致（图 A4-1-12）。

　　具体见附表 4-1-6、附表 4-1-7。

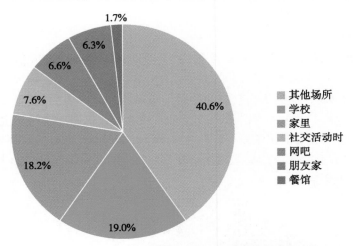

图 A4-1-11 尝试吸卷烟的初中生通常吸烟的场所分布

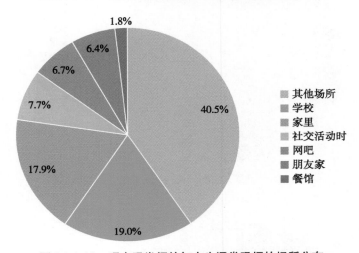

图 A4-1-12 现在吸卷烟的初中生通常吸烟的场所分布

（2）高中：尝试吸过卷烟的高中生报告通常在学校、家里、社交活动时、网吧、朋友家和餐馆内吸烟的比例分别为 19.0%、17.3%、15.3%、8.7%、3.3% 和 1.7%。除其他场所，主要集中在学校、家里和社交活动时；男生在家里和网吧吸烟的比例高于女生；职高在家里和学校吸烟的比例高于普高，而普高在网吧和社交活动时吸烟的比例高于职高，普高年级间差别不大；城市和农村学生吸烟场所相近（图 B4-1-11，附表 4-1-6）。

现在吸卷烟的高中生报告通常在学校、家里、社交活动时、网吧、朋友家和餐馆内吸烟的比例分别为

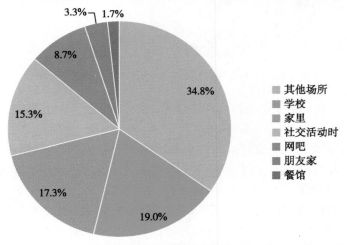

图 B4-1-11 尝试吸卷烟的高中生通常吸烟的场所分布

19.2%、17.2%、15.3%、8.7%、3.2% 和 1.7%，吸烟场所暴露的特点与尝试吸过卷烟的高中生一致（图 B4-1-12）。

具体见附表 4-1-6、附表 4-1-7。

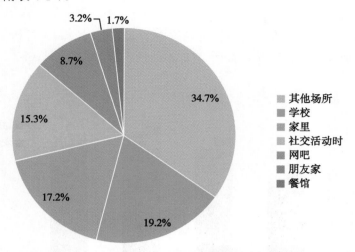

图 B4-1-12　现在吸卷烟的高中生通常吸烟的场所分布

4.2　电子烟

» 77.4% 的中学生听说过电子烟，其中初中生 69.9%、高中生 87.2%；男生（82.2%）高于女生（72.1%）；城市（80.5%）高于农村（75.5%）。
» 中学生现在使用电子烟的比例为 2.8%（初中生 2.7%、高中生 3.0%），其中过去 30 天内吸过 20 天及以上的占 3.4%；男生（4.5%）高于女生（1.0%）；农村（3.0%）高于城市（2.6%）。
» 过去 30 天内看到过电子烟或其相关产品广告的场所主要是商店、电视、广播、销售点和购物网站。

4.2.1　听说过电子烟比例

中学生听说过电子烟的比例为 77.4%，男生（82.2%）高于女生（72.1%）；城市（80.5%）高于农村（75.5%）（图 4-2-1）。

具体见附表 4-2-1。

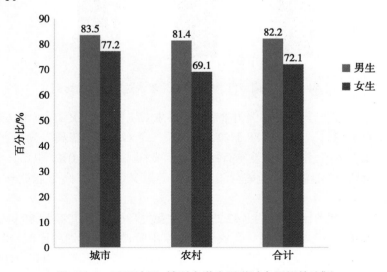

图 4-2-1　不同地区、性别中学生听说过电子烟的比例

（1）初中：初中生听说过电子烟的比例为 69.9%，男生（75.2%）高于女生（63.8%）；城市（72.9%）高于农村（68.2%）；初三（79.8%）高于初二（73.2%），初二高于初一（57.7%）（图 A4-2-1、图 A4-2-2、附表 4-2-1）。

城市初中生听说过电子烟的比例最高的是初三（82.3%），其次为初二（75.7%），初一最低（61.8%）；男生（76.3%）高于女生（69.1%）。农村初中生听说过电子烟的比例最高的是初三（78.4%），其次为初二（71.7%），初一最低（55.4%）；男生（74.6%）高于女生（60.8%）（图 A4-2-1、图 A4-2-2）。

具体见附表 4-2-1。

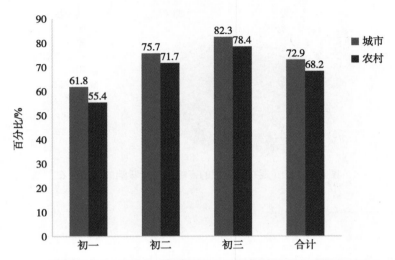

图 A4-2-1   不同地区、年级初中生听说过电子烟的比例

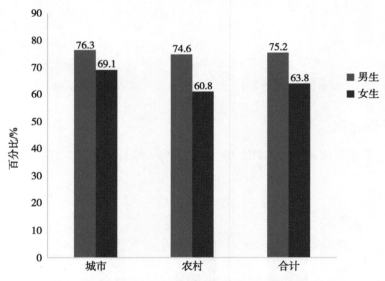

图 A4-2-2   不同地区、性别初中生听说过电子烟的比例

（2）高中：高中生听说过电子烟的比例为 87.2%，男生（91.6%）高于女生（82.6%）；城市（89.4%）高于农村（85.7%）；普高为 87.3%，普高三（88.5%）高于普高二（87.6%），普高二高于普高一（85.9%），但差异没有统计学意义，普高三高于普高一，差异有统计学意义；职高为 87.0%，职高三（89.6%）高于职高二（87.0%），职高二高于职高一（84.7%），但差异没有统计学意义，职高三高于职高一，差异有统计学意义（图 B4-2-1、图 B4-2-2，附表 4-2-1）。

城市高中生听说过电子烟的比例，男生（92.2%）高于女生（86.3%）；普高为 89.9%，年级间差异没有统计学意义；职高为 88.5%，职高三高于职高一。农村高中生中听说过电子烟的比例，男生（91.1%）高于女生（80.1%）；普高为 85.8%，年级间差异没有统计学意义；职高为 85.6%，职高三高于职高一（图 B4-2-1、图 B4-2-2）。

具体见附表 4-2-1。

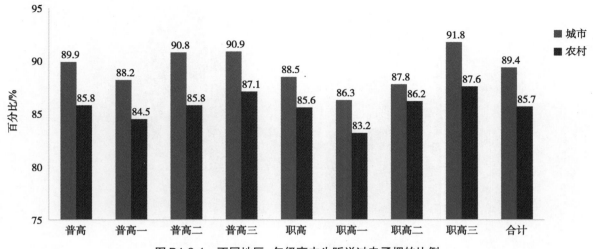

图 B4-2-1　不同地区、年级高中生听说过电子烟的比例

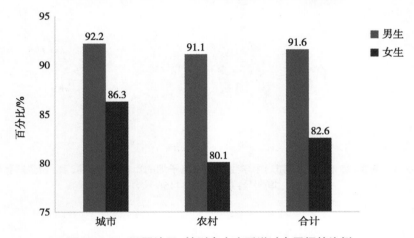

图 B4-2-2　不同地区、性别高中生听说过电子烟的比例

4.2.2　使用过电子烟比例

中学生使用过电子烟的比例为 12.6%，男生（20.1%）高于女生（4.4%）；农村（13.6%）高于城市（11.1%）；云南、青海和西藏较高，上海、浙江和山东较低（图 4-2-2、图 4-2-3）。

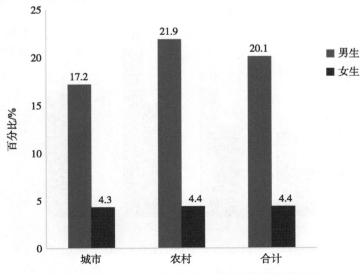

图 4-2-2　不同地区、性别中学生使用过电子烟的比例

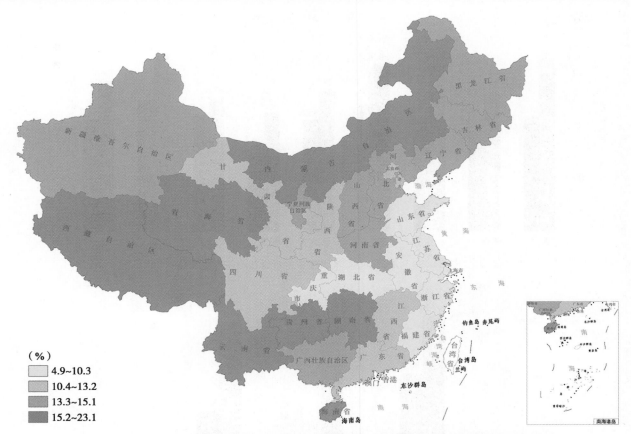

图 4-2-3   各省（自治区、直辖市）中学生使用过电子烟的比例分布（港、澳、台资料暂缺）
审图号：GS（2022）1156 号

具体见附表 4-2-2。

（1）初中：初中生使用过电子烟的比例为 10.2%，男生（15.7%）高于女生（3.8%）；农村（11.6%）高于城市（7.8%）；初三（13.7%）高于初二（10.6%），初二高于初一（6.6%）；云南、西藏和海南较高，上海、浙江和山东较低（图 A4-2-3、图 A4-2-4、图 A4-2-5，附表 4-2-2）。

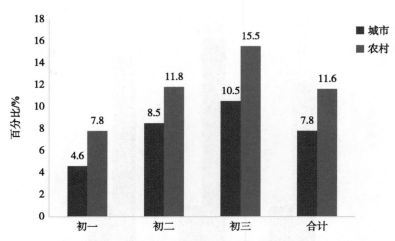

图 A4-2-3   不同地区、年级初中生使用过电子烟的比例

　　城市初中生使用过电子烟的比例最高的是初三（10.5%），其次为初二（8.5%），初一最低（4.6%）；男生（11.7%）高于女生（3.3%）；西藏、贵州和河北较高，较低为上海、浙江和安徽。农村初中生使用过电子烟的比例最高的是初三（15.5%），其次为初二（11.8%），初一最低（7.8%）；男生（18.1%）高于女生（4.1%）；云南、海南和青海较高，重庆、浙江和山东较低（图A4-2-3、图A4-2-4、图A4-2-5）。

　　具体见附表4-2-2。

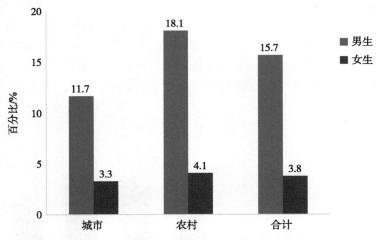

图 A4-2-4　不同地区、性别初中生使用过电子烟的比例

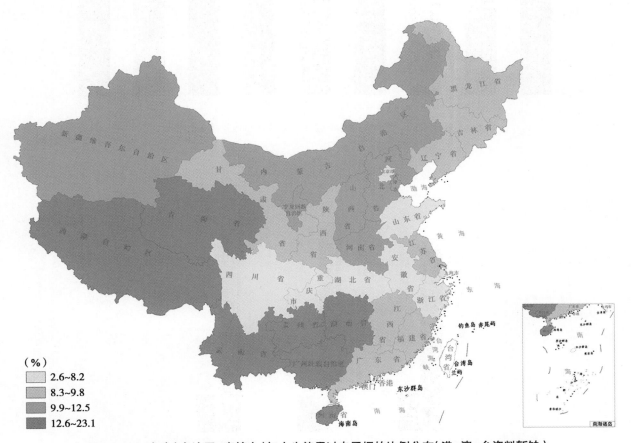

图 A4-2-5　各省（自治区、直辖市）初中生使用过电子烟的比例分布（港、澳、台资料暂缺）

审图号：GS（2022）1156号

（2）高中：高中生使用过电子烟的比例为 15.8%，男生（25.9%）高于女生（5.1%）；农村（16.4%）高于城市（15.0%），但差异没有统计学意义；职高（20.5%）高于普高（13.5%），其中普高二（14.1%）高于普高一（13.9%），普高一高于普高三（12.4%），但年级间差异没有统计学意义，职高一（22.0%）高于职高二（20.6%），职高二高于职高三（18.7%），但年级间差异没有统计学意义；青海、西藏和贵州较高，上海、浙江和江苏较低（图 B4-2-3、图 B4-2-4、图 B4-2-5，附表 4-2-2）。

城市高中生使用过电子烟的比例，男生（23.8%）高于女生（5.5%）；职高（19.7%）高于普高（12.0%），其中普高二（13.0%）高于普高三、普高一（均为 11.5%），但年级间差异没有统计学意义，职高一（21.6%）高于职高二（19.4%），职高二高于职高三（17.8%），但年级间差异没有统计学意义。农村高中生使用过电子烟的比例，男生（27.4%）高于女生（4.8%）；职高（21.3%）高于普高（14.3%），其中普高一（15.2%）最高，其次为普高二（14.8%），普高三最低（13.0%），但年级间差异没有统计学意义，职高一（22.5%）高于职高二（21.7%），职高二高于职高三（19.4%），但年级间差异没有统计学意义（图 B4-2-3、图 B4-2-4）。

具体见附表 4-2-2。

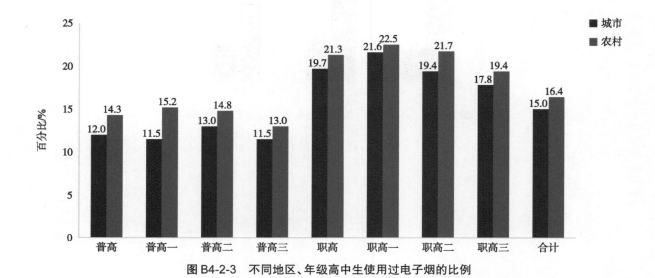

图 B4-2-3　不同地区、年级高中生使用过电子烟的比例

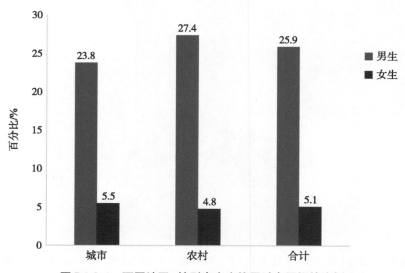

图 B4-2-4　不同地区、性别高中生使用过电子烟的比例

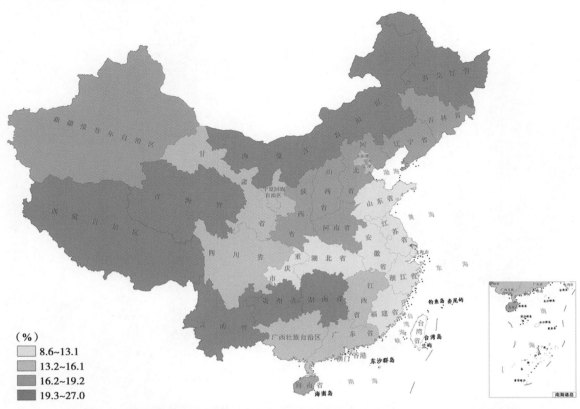

（%）
8.6~13.1
13.2~16.1
16.2~19.2
19.3~27.0

图 B4-2-5　各省（自治区、直辖市）高中生使用过电子烟的比例分布（港、澳、台资料暂缺）

审图号：GS（2022）1156 号

4.2.3　现在使用电子烟比例

中学生现在使用电子烟的比例为 2.8%，男生（4.5%）高于女生（1.0%）；农村（3.0%）高于城市（2.6%）；最高的是西藏、云南和青海，上海、浙江和安徽较低（图 4-2-4、图 4-2-5）。

具体见附表 4-2-3。

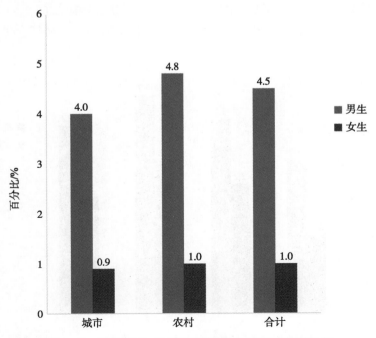

图 4-2-4　不同地区、性别中学生现在使用电子烟的比例

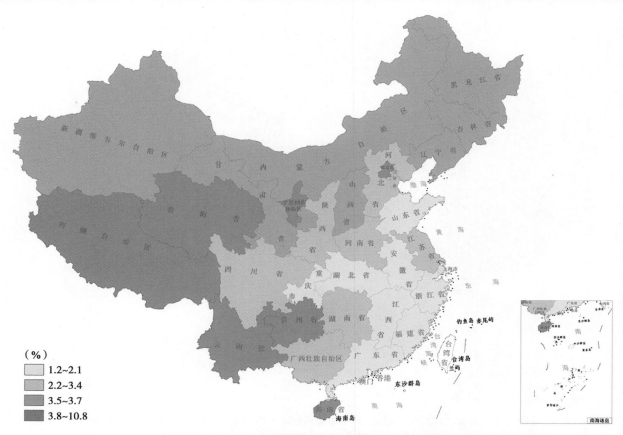

图 4-2-5　各省（自治区、直辖市）中学生现在使用电子烟的比例分布（港、澳、台资料暂缺）
审图号：GS（2022）1156 号

（1）初中：初中生现在使用电子烟的比例为 2.7%，男生（4.2%）高于女生（1.1%）；农村（3.2%）高于城市（2.0%）；初三（3.3%）高于初二（2.9%），但差异没有统计学意义，初二高于初一（2.1%）；西藏、云南和青海较高，上海、浙江和山东较低（图 A4-2-6、图 A4-2-7、图 A4-2-8，附表 4-2-3）。

城市初中生现在使用电子烟的比例最高的是初三（2.6%），其次为初二（2.2%），初一最低（1.3%），但初三与初二之间差异没有统计学意义；男生（3.0%）高于女生（0.8%）。农村初中生现在使用电子烟的比

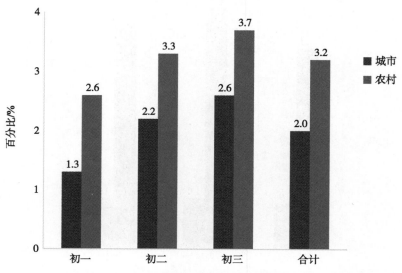

图 A4-2-6　不同地区、年级初中生现在使用电子烟的比例

例最高的是初三（3.7%），其次为初二（3.3%），初一最低（2.6%），但年级之间的差异没有统计学意义；男生（4.9%）高于女生（1.2%）（图 A4-2-6、图 A4-2-7）。

　　具体见附表 4-2-3。

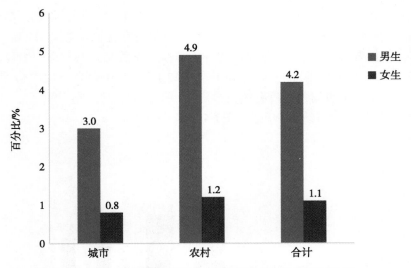

图 A4-2-7　不同地区、性别初中生现在使用电子烟的比例

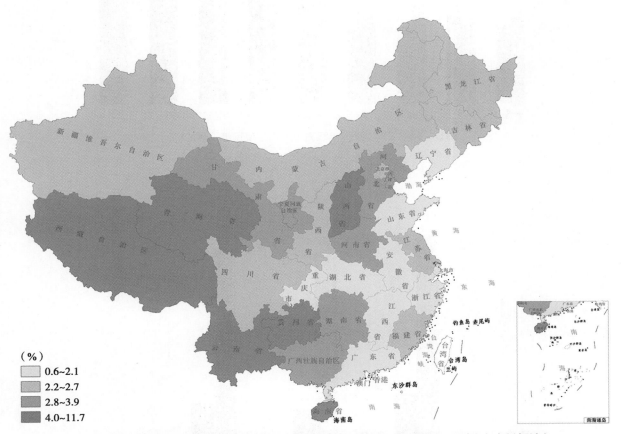

图 A4-2-8　各省（自治区、直辖市）初中生现在使用电子烟的比例分布（港、澳、台资料暂缺）

审图号：GS（2022）1156 号

（2）高中：高中生现在使用电子烟的比例为 3.0%，男生（4.9%）高于女生（0.9%）；城市（3.2%）高于农村（2.8%）；职高（4.5%）高于普高（2.2%），其中普高一（2.3%）高于普高二（2.2%），普高二高于普高三（2.0%），但年级间差异没有统计学意义，职高一（5.3%）高于职高二（4.2%），职高二高于职高三（3.9%），但年级间差异没有统计学意义；西藏、云南、青海和北京较高，福建、江西、安徽和山东较低（图 B4-2-6、图 B4-2-7、图 B4-2-8，附表 4-2-3）。

城市高中生现在使用电子烟比例，男生（5.2%）高于女生（1.1%）；职高（4.7%）高于普高（2.3%），其中普高二（2.6%）高于普高一、三（均为 2.1%），但年级间差异没有统计学意义，职高一（5.3%）高于职高三（4.7%），职高三高于职高二（3.9%），但年级间差异没有统计学意义。农村高中生现在使用电子烟的比例，男生（4.7%）高于女生（0.7%）；职高（4.4%）高于普高（2.1%），其中普高一（2.3%）最高，其次为普高二（2.0%）和普高三（1.9%），但年级间差异没有统计学意义，职高一（5.3%）高于职高二（4.5%），职高二高于职高三（3.2%），但年级间差异没有统计学意义（图 B4-2-6、图 B4-2-7）。

具体见附表 4-2-3。

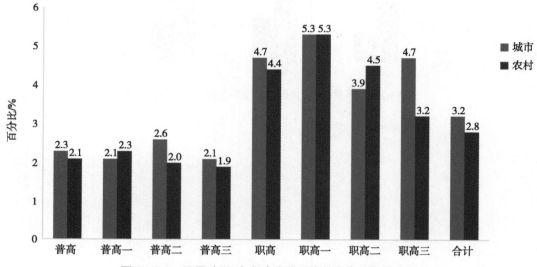

图 B4-2-6　不同地区、年级高中生现在使用电子烟的比例

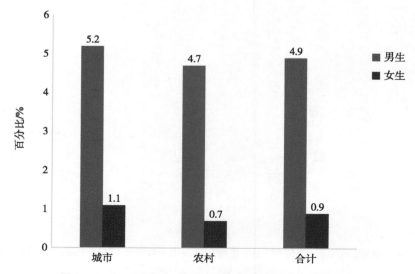

图 B4-2-7　不同地区、性别高中生现在使用电子烟的比例

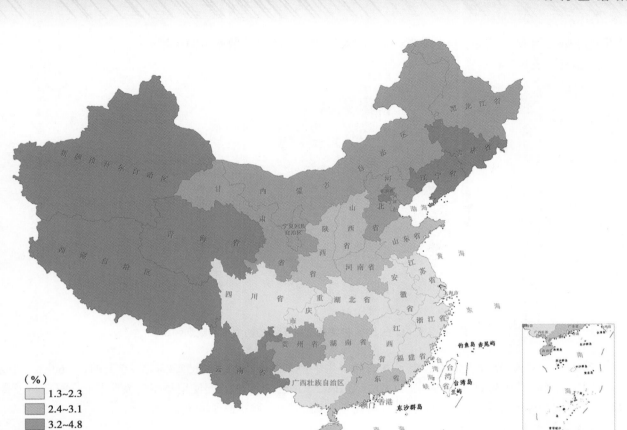

图 B4-2-8　各省（自治区、直辖市）高中生现在使用电子烟的比例分布（港、澳、台资料暂缺）

审图号：GS（2022）1156 号

4.2.4　电子烟使用频率

过去 30 天内使用过电子烟的中学生中，吸过 1～2 天的占 58.8%，3～5 天的占 15.1%，超过 5 天的占 26.1%，其中超过 20 天的占 10.5%（图 4-2-6）；男生和女生以及城市和农村之间的电子烟使用频率相近。

具体见附表 4-2-4。

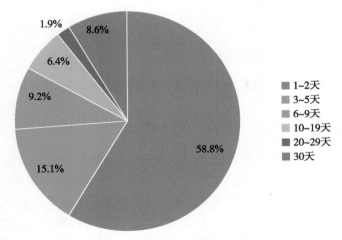

图 4-2-6　过去 30 天内使用过电子烟的中学生的吸烟频率

（1）初中：过去 30 天内使用过电子烟的初中生中，吸过 1～2 天的占 61.6%，3～5 天的占 13.6%，超过 5 天的占 24.8%，其中超过 20 天的占 10.1%（图 A4-2-9）；男生的电子烟使用频率稍高于女生；初三和初二学生电子烟使用频率稍高于初一学生；城市和农村初中生的电子烟使用频率相近。

　　具体见附表 4-2-4。

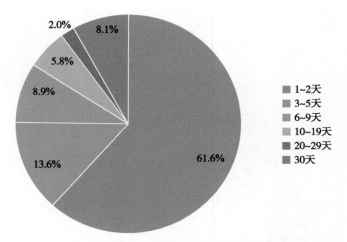

图 A4-2-9　过去 30 天内使用过电子烟的初中生的吸烟频率

　　（2）高中：过去 30 天内使用过电子烟的高中生中，吸过 1～2 天的占 55.4%，3～5 天的占 16.9%，超过 5 天的占 27.7%，其中超过 20 天的占 11.0%（图 B4-2-9）；男生的电子烟使用频率与女生相近；职高高于普高，其中普高二略高于普高一、三，职高一略高于职高二、三；城市高于农村。

　　具体见附表 4-2-4。

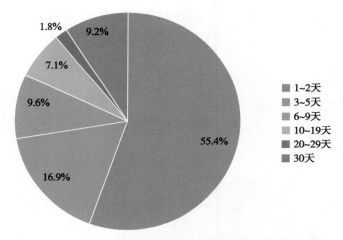

图 B4-2-9　过去 30 天内使用过电子烟的高中生的吸烟频率

4.2.5　电子烟营销

　　过去 30 天内看到过电子烟或其相关产品广告的中学生中，报告在商店看到的占 13.6%，电视、广播的占 9.9%，销售点的占 8.3%，购物网站的占 6.9%，社交网络的占 5.6%，报纸杂志的占 4.0%，广告牌的占 2.6%，社会活动的占 0.6%，其中商店、电视、广播、销售点和购物网站四类场所合计占比超过 75.0%；无论是男生还是女生，现在吸烟者还是非现在吸烟者，城市和农村，商店内看到过电子烟或其相关产品广告的比例均为第一位且占比相近；男生报告销售点的比女生稍高，女生报告电视、广播的比男生稍高；城市报告销售点的比农村稍高，其他相差不大；现在电子烟使用者报告各类场所看到过电子烟或其相关产品广告均比现在非电子烟使用者高（图 4-2-7）。

　　具体见附表 4-2-5。

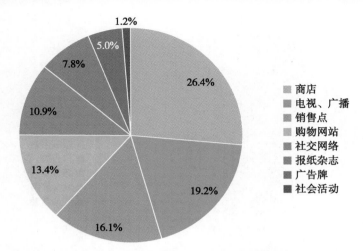

图 4-2-7　过去 30 天内中学生看到过电子烟或其相关产品广告的比例

（1）初中：过去 30 天内看到过电子烟或其相关产品广告的初中生中，报告在商店看到的占 13.3%，电视、广播的占 9.5%，销售点的占 7.8%，购物网站的占 6.1%，社交网络的占 5.0%，报纸杂志的占 3.7%，广告牌的占 2.6%，社会活动的占 0.6%，其中商店、电视、广播、销售点和购物网站四类场所合计占比超过 75.0%；无论是男生还是女生，现在吸烟者还是非现在吸烟者，初一到初三，城市和农村，商店内看到过电子烟或其相关产品广告的比例均为第一位且占比相近，合计占 27.4%；男生、现在吸烟者报告销售点的比女生、非现在吸烟者稍高，而女生、非现在吸烟者报告电视、广播的比男生、现在吸烟者稍高；年级之间、城乡之间各类场所看到过电子烟或其相关产品广告的相近（图 A4-2-10）。

　　具体见附表 4-2-5。

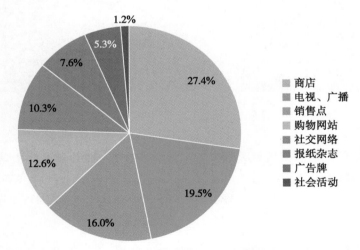

图 A4-2-10　过去 30 天内初中生看到过电子烟或其相关产品广告的比例

（2）高中：过去 30 天内看到过电子烟或其相关产品广告的高中生，报告在商店看到的占 13.9%，电视、广播的占 10.5%，销售点的占 8.9%，购物网站的占 7.9%，社交网络的占 6.4%，报纸杂志的占 4.3%，广告牌的占 2.6%，社会活动的占 0.6%，其中商店、电视、广播、购物网站和报纸杂志四类场所合计占比约 75.0%；无论是男生还是女生，现在吸烟者还是非现在吸烟者，职高和普高，城市和农村，电视、广播看到过电子烟或其相关产品广告的比例均为第一位且占比相近；现在吸烟者报告商店的高于非现在吸烟者，而非现在吸烟者报告购物网站的高于现在吸烟者；职高与普高，以及年级之间各类场所看到过电子烟或其相关产品广告的构成相近；男生、城市报告商店的略高于女生、农村（图 B4-2-10）。

　　具体见附表 4-2-5。

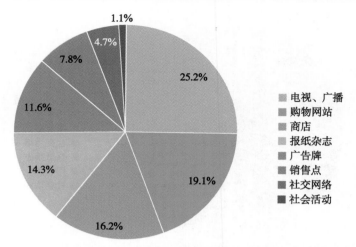

图 B4-2-10　过去30天内高中生看到过电子烟或其相关产品广告的比例

4.3　烟草依赖与戒烟

» 现在吸烟的中学生烟草依赖比例为23.3%，其中初中生17.5%，高中生26.6%；男生（25.2%）高于女生（12.4%）；城市（26.8%）高于农村（21.6%）。

» 现在吸烟的中学生想戒烟的比例为66.1%，其中初中生66.4%、高中生60.0%；男生（66.9%）高于女生（60.5%）；农村（68.2%）高于城市（61.7%）。

» 过去12个月内中学生尝试过戒烟的比例为74.2%，其中初中生74.7%、高中生73.9%；男生（74.6%）高于女生（71.7%）；农村（75.3%）高于城市（72.0%）。

» 现在吸烟的中学生接受过戒烟建议的比例为10.0%，其中初中生11.4%、高中生9.2%；男生（10.1%）高于女生（9.6%）；城市（10.5%）略高于农村（9.8%）。

4.3.1　烟草依赖

对于问题"你是否曾经早晨醒来后就吸烟或者觉得醒来后第一件事就是想吸烟"，如果调查对象回答"是的"，则认为其处于烟草依赖状态。

现在吸烟的中学生烟草依赖比例为23.3%，男生（25.2%）高于女生（12.4%）；城市（26.8%）高于农村（21.6%）（图4-3-1）。

具体见附表4-3-1。

（1）初中：现在吸烟的初中生烟草依赖比例为17.5%，男生（19.5%）高于女生（10.4%）；农村（17.8%）高于城市（16.5%），但差异没有统计学意义；初三（21.7%）高于初二（15.6%），初二高于初一（11.4%），但初三和初二之间，初二和初一之间差异没有统计学意义（图A4-3-1、图A4-3-2，附表4-3-1）。

男生现在吸烟者烟草依赖比例最高的是初三（23.1%），其次为初二（18.1%），初一最低（12.3%），但初三和初二之间，初二和初一之间差异没有统计学意义；农村（19.8%）高于城市（18.2%），但差异没有统计学意义。女生现在吸烟者烟草依赖比例最高的是初三（14.2%），其次为初一（8.9%），初二最低（8.2%），但年级间差异没有统计学意义；城市（11.0%）高于农村（10.2%），但差异没有统计学意义（图A4-3-1、图A4-3-2）。

具体见附表4-3-1。

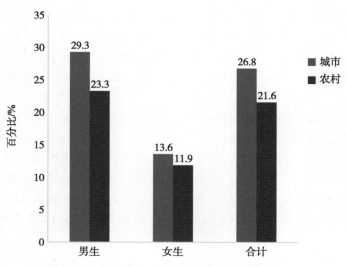

图 4-3-1　不同地区、性别中学生烟草依赖的比例

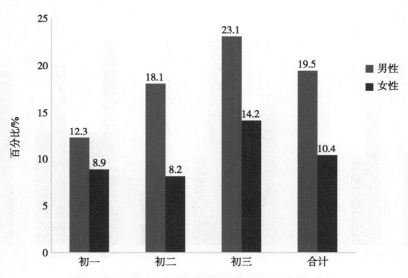

图 A4-3-1　不同年级、性别初中生烟草依赖的比例

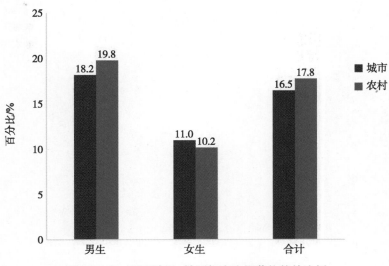

图 A4-3-2　不同地区、性别初中生烟草依赖的比例

　　（2）高中：现在吸烟的高中生烟草依赖比例为 26.6%，男生（28.2%）高于女生（14.7%）；城市（30.1%）高于农村（24.5%），但差异没有统计学意义；职高（30.1%）高于普高（22.1%），其中普高二（23.3%）高于普高三（21.8%），普高三高于普高一（20.9%），但普高二和普高三之间的差异没有统计学意义，职高二（31.2%）高于职高一（30.8%）、职高一高于职高三（28.2%），但年级间差异没有统计学意义（图 B4-3-1、图 B4-3-2，附表 4-3-1）。

　　男生现在吸烟者烟草依赖比例，城市（32.3%）高于农村（25.7%），但差异没有统计学意义；职高（32.1%）高于普高（23.1%），普高二（24.2%）高于普高三（22.7%），普高三高于普高一（22.2%），职高一（33.7%）高于职高二（32.8%），职高二高于职高三（29.2%），但年级间差异均没有统计学意义。女生现在吸烟者烟草依赖比例，城市（15.2%）高于农村（14.4%），但差异没有统计学意义；普高为 15.0%，其中普高二（17.3%）最高，其次为普高一（13.5%），普高三最低（13.3%）；职高为 14.5%，其中职高三（18.7%）最高，其次为职高二（18.3%），职高一最低（8.7%），但年级间的差异均没有统计学意义（图 B4-3-1、图 B4-3-2）。

　　具体见附表 4-3-1。

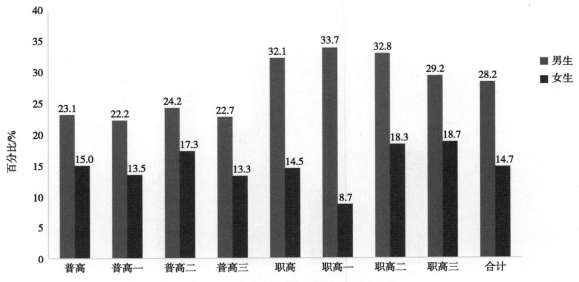

图 B4-3-1　不同年级、性别高中生烟草依赖的比例

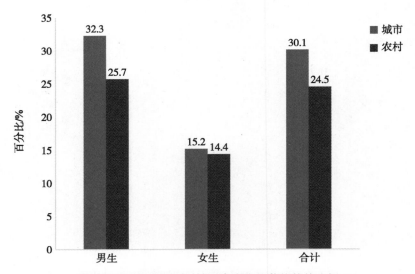

图 B4-3-2　不同地区、性别高中生烟草依赖的比例

4.3.2 戒烟

（1）想戒烟的比例：现在吸烟的中学生想戒烟的比例为66.1%，男生（66.9%）高于女生（60.5%）；农村（68.2%）高于城市（61.7%）（图4-3-2）。

具体见附表4-3-2。

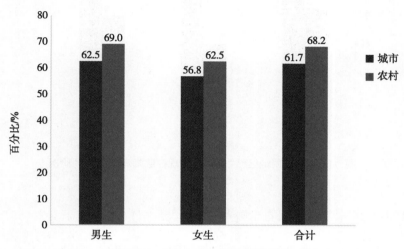

图4-3-2　不同地区、性别中学生现在吸烟者想戒烟的比例

1）初中：现在吸烟的初中生想戒烟的比例为66.4%，男生（67.4%）高于女生（62.2%），但差异没有统计学意义；农村（67.5%）高于城市（61.8%），但差异没有统计学意义；初一（72.7%）高于初二（69.0%），初二高于初三（62.0%），但初一和初二之间，初二和初三之间差异没有统计学意义（图A4-3-3、图A4-3-4）。

男生现在吸烟者想戒烟比例最高的是初一（72.2%），其次为初二（71.5%），初三最低（63.1%），但初一和初二之间，初二和初三之间差异没有统计学意义；农村（68.6%）高于城市（62.3%），但差异没有统计学意义。女生现在吸烟者想戒烟比例最高的是初一（74.1%），其次为初二（60.2%），初三最低（54.8%），但初二和初三之间差异没有统计学意义；农村（62.9%）高于城市（59.9%），但差异没有统计学意义（图A4-3-3、图A4-3-4）。

具体见附表4-3-2。

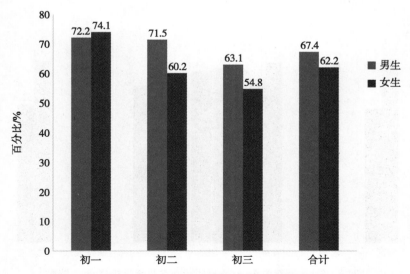

图A4-3-3　不同年级、性别初中生现在吸烟者想戒烟的比例

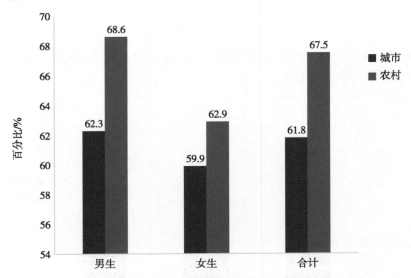

图 A4-3-4　不同地区、性别初中生现在吸烟者想戒烟的比例

　　2）高中：现在吸烟的高中生想戒烟的比例为 66.0%，男生（66.7%）高于女生（58.7%），但差异没有统计学意义；农村（68.7%）高于城市（61.7%）；普高 66.5%，其中普高三（67.2%）高于普高一（67.1%），普高一高于普高二（65.4%）；职高 65.6%，其中职高二（70.3%）高于职高三（67.0%），职高三高于职高一（60.2%），但年级间差异均没有统计学意义（图 B4-3-3、图 B4-3-4，附表 4-3-2）。

　　男生现在吸烟者想戒烟的比例，农村（69.3%）高于城市（62.5%），但差异没有统计学意义；普高 68.2%，其中普高一（69.2%）最高，其次为普高二（68.1%）和普高三（67.7%）；职高 65.7%，其中职高二（69.2%）最高，其次为职高三（68.4%）和职高一（60.4%），但年级间差异均没有统计学意义。女生现在吸烟者想戒烟的比例，农村（61.8%）高于城市（55.2%），但差异没有统计学意义；普高 50.8%，其中普高三（61.4%）最高，其次为普高一（50.3%），普高二最低（44.3%），但年级间差异没有统计学意义；职高 64.4%，其中职高二最高（80.6%），其次为职高一（59.0%），职高三最低（52.2%），职高二与职高一间差异没有统计学意义，职高二与职高三间差异有统计学意义（图 B4-3-3、图 B4-3-4）。

　　具体见附表 4-3-2。

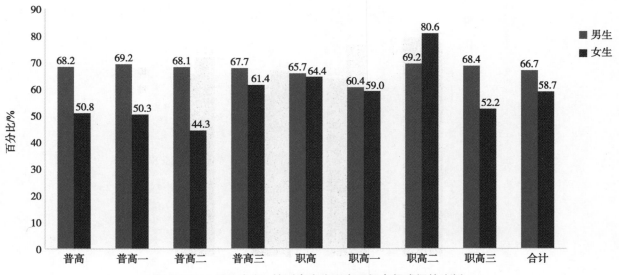

图 B4-3-3　不同年级、性别高中生现在吸烟者想戒烟的比例

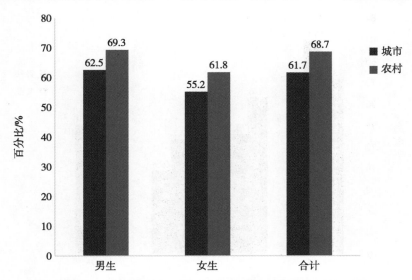

图 B4-3-4　不同地区、性别高中生现在吸烟者想戒烟的比例

（2）尝试过戒烟的比例：现在吸烟的中学生在过去 12 个月内尝试过戒烟的比例为 74.2%，男生（74.6%）高于女生（71.7%），但差异没有统计学意义；农村（75.3%）高于城市（72.0%），但差异没有统计学意义（图 4-3-3）。

具体见附表 4-3-3。

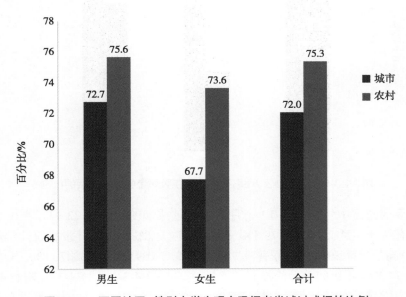

图 4-3-3　不同地区、性别中学生现在吸烟者尝试过戒烟的比例

1）初中：现在吸烟的初中生在过去 12 个月内尝试过戒烟的比例为 74.7%，男生（74.9%）高于女生（74.1%），但差异没有统计学意义；农村（75.3%）高于城市（72.6%），但差异没有统计学意义；初一（79.3%）高于初二（75.8%），初二高于初三（72.2%），但年级间差异没有统计学意义（图 A4-3-5、图 A4-3-6，附表 4-3-3）。

男生现在吸烟者尝试戒烟比例最高的是初一（78.3%），其次为初二（76.6%），初三最低（72.7%），但年级间差异没有统计学意义；农村（75.1%）高于城市（74.1%），但差异没有统计学意义。女生现在吸烟者尝试戒烟比例最高的是初一（81.9%），其次为初二（73.2%），初三最低（69.8%），但年级间差异没有统计学意义；农村（76.0%）高于城市（67.8%），但差异没有统计学意义（图 A4-3-5、图 A4-3-6）。

具体见附表 4-3-3。

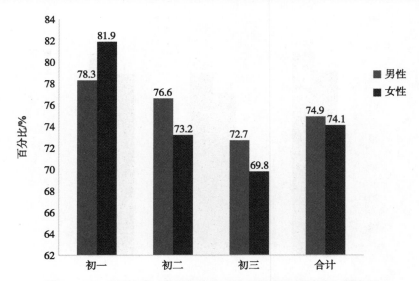

图 A4-3-5　不同年级、性别初中生现在吸烟者尝试过戒烟的比例

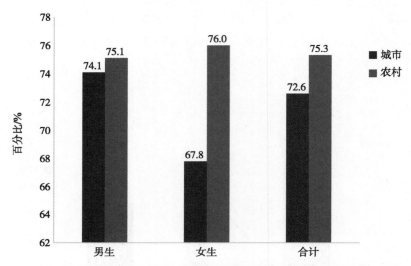

图 A4-3-6　不同地区、性别初中生现在吸烟者尝试过戒烟的比例

2）高中：现在吸烟的高中生在过去 12 个月内尝试过戒烟的比例为 73.9%，男生（74.5%）高于女生（69.3%），但差异没有统计学意义；农村（75.3%）高于城市（71.8%），但差异没有统计学意义；普高 71.5%，其中普高二（72.8%）高于普高三（71.9%），普高二高于普高一（69.2%），职高 75.8%，其中职高一、二、三分别为 76.7%、76.0%、74.3%，年级间差异均没有统计学意义（图 B4-3-5、图 B4-3-6，附表 4-3-3）。

男生现在吸烟者尝试戒烟的比例，农村（75.9%）高于城市（72.3%），但差异没有统计学意义；普高 72.8%，其中普高二（74.0%）最高，其次为普高三（73.4%），普高一最低（70.3%）；职高 75.8%，职高一、二、三分别为 76.6%、75.1%、75.5%，年级间差异均没有统计学意义。女生现在吸烟者尝试戒烟的比例，农村（70.4%）高于城市（67.7%），但差异没有统计学意义；职高（75.6%）高于普高（61.6%），普高二（64.7%）高于普高一（62.6%），普高一高于普高三（55.6%），职高二（83.1%）高于职高一（77.5%），职高一高于职高三（62.7%），但年级间差异均没有统计学意义（图 B4-3-5、图 B4-3-6）。

具体见附表 4-3-3。

（3）接受过戒烟建议的比例：接受过戒烟建议指有组织的戒烟活动或者来自专业人员的建议。

现在吸烟的中学生接受过戒烟建议的比例为 10.0%，男生（10.1%）高于女生（9.6%），但差异没有统计学意义；城市（10.5%）略高于农村（9.8%），但差异没有统计学意义（图 4-3-4）。

具体见附表 4-3-4。

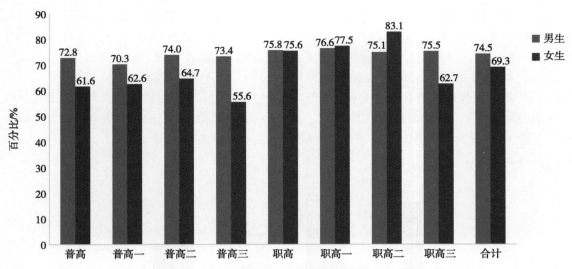

图 B4-3-5　不同年级、性别高中生现在吸烟者尝试过戒烟的比例

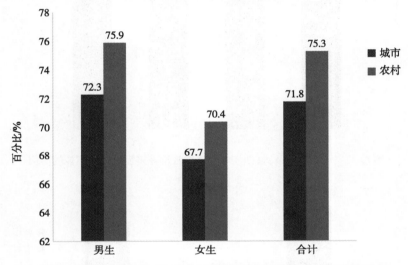

图 B4-3-6　不同地区、性别高中生现在吸烟者尝试过戒烟的比例

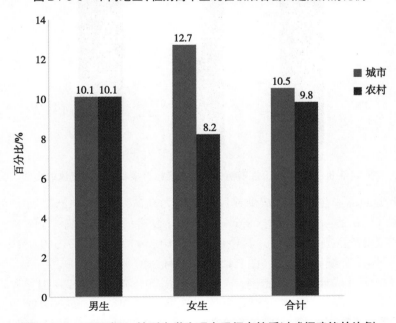

图 4-3-4　不同地区、性别中学生现在吸烟者接受过戒烟建议的比例

1）初中：现在吸烟的初中生接受过戒烟建议的比例为 11.4%，男生（11.7%）高于女生（10.3%），但差异没有统计学意义；城市（11.6%）略高于农村（11.4%），差异没有统计学意义；初二（12.1%）高于初一（11.4%），初一高于初三（10.9%），但年级间差异没有统计学意义（图 A4-3-7、图 A4-3-8，附表 4-3-4）。

男生现在吸烟者接受过戒烟建议比例最高的是初一（12.8%），其次为初二（12.4%），初三最低（10.9%），但年级间差异没有统计学意义；城市（11.8%）与农村（11.7%）相近。女生现在吸烟者接受过戒烟建议比例最高的是初二（11.2%），其次为初三（11.1%），初一最低（7.6%），但年级间差异没有统计学意义；城市（10.9%）略高于农村（10.1%），差异没有统计学意义（图 A4-3-7、图 A4-3-8）。

具体见附表 4-3-4。

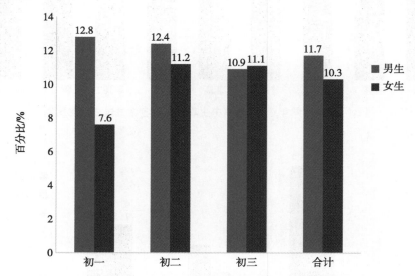

图 A4-3-7　不同年级、性别初中生现在吸烟者接受过戒烟建议的比例

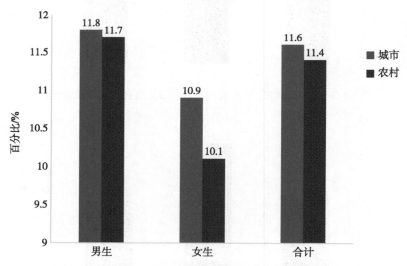

图 A4-3-8　不同地区、性别初中生现在吸烟者接受过戒烟建议的比例

2）高中：现在吸烟的高中生接受过戒烟建议的比例为 9.2%，男生（9.2%）高于女生（8.9%），但差异没有统计学意义；城市（10.2%）高于农村（8.6%），但差异没有统计学意义；普高 8.8%，其中普高一、二（8.9%）略高于普高三（8.7%）；职高 9.5%，其中职高一（10.3%）高于职高三（9.3%），职高三高于职高二（8.8%），但年级间差异均没有统计学意义（图 B4-3-7、图 B4-3-8，附表 4-3-4）。

男生现在吸烟者接受过戒烟建议的比例，城市（9.7%）高于农村（9.0%），但差异没有统计学意义；职高和普高均为 9.2%，其中普高一（9.6%）最高，其次为普高二（9.3%），普高三最低（9.0%），但年级间差异没有统计学意义，职高一、三（均为 9.6%）高于职高二（8.4%），但差异没有统计学意义。女生现在吸烟者接受过戒烟建议的比例，城市（13.7%）高于农村（5.3%），但差异没有统计学意义；职高（11.5%）高于普高（5.8%），其中普高二（6.7%）最高，其次为普高三（5.6%），普高一最低（5.1%），职高一（15.1%）高于职高二（11.4%），职高二高于职高三（5.9%），但年级间差异均没有统计学意义（图 B4-3-7、图 B4-3-8）。

具体见附表 4-3-4。

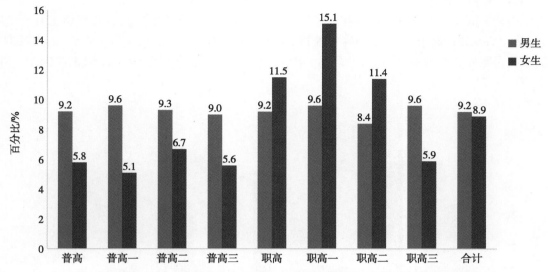

图 B4-3-7　不同年级、性别高中生现在吸烟者接受过戒烟建议的比例

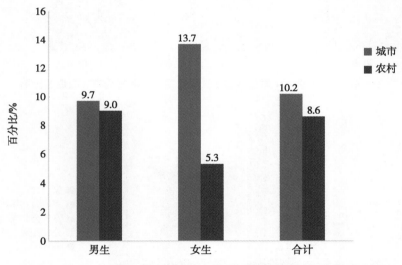

图 B4-3-8　不同地区、性别高中生现在吸烟者接受过戒烟建议的比例

4.4　二手烟暴露

» 在过去 7 天内，66.4% 的中学生（初中生 63.2%、高中生 70.4%）在家、室内公共场所、室外公共场所或公共交通工具看到有人吸烟。

» 在过去 30 天内，有 50.7% 的中学生在学校（室内或室外）看到过有人吸烟，农村（54.3%）高于城市（44.8%）；高中生（57.8%）高于初中生（45.2%）。

» 46.9% 的中学生在学校见到过教师吸烟；9.9% 的中学生（初中生 8.5%、高中生 11.8%）几乎每天都看到教师在学校吸烟。

4.4.1 四类场所的二手烟暴露

根据学生对"过去 7 天内,在家、室内公共场所、室外公共场所、公共交通工具是否看到有人吸烟"的回答,判断学生在以上四类场所的二手烟暴露情况。只要学生报告在四类场所中有任何一类场所有人吸烟,则认为其暴露于二手烟。

过去 7 天内,66.4% 的中学生报告在家、室内公共场所、室外公共场所或公共交通工具看到有人吸烟。其中,男生(69.5%)高于女生(62.8%);农村 66.4%、城市 66.2%。在此四类场所中,有人吸烟的比例由高到低依次为室外公共场所、室内公共场所、家和公共交通工具,分别为 52.4%、50.5%、34.1% 和 25.1%(图 4-4-1、图 4-4-2)。

具体见附表 4-4-1。

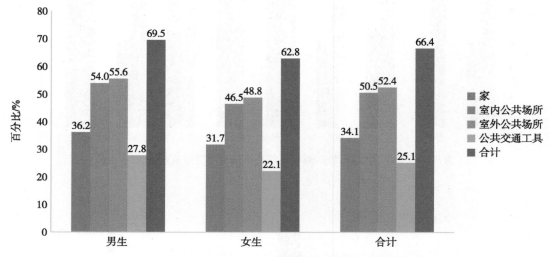

图 4-4-1 不同性别中学生过去 7 天内在四类场所看到有人吸烟的比例

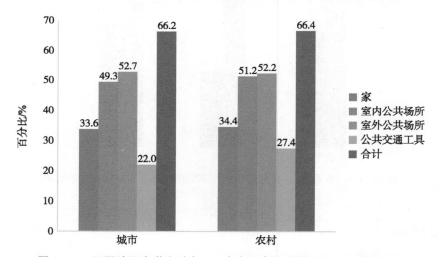

图 4-4-2 不同地区中学生过去 7 天内在四类场所看到有人吸烟的比例

(1)初中:过去 7 天内,63.2% 的初中生报告在家、室内公共场所、室外公共场所或公共交通工具看到有人吸烟,男生(65.4%)高于女生(60.8%);初一至初三分别为 55.8%、66.1%、68.5%,初一与初二、初三间差异有统计学意义;城市和农村分别为 63.5% 和 63.1%,差异没有统计学意义。在此四类场所中,看到有人吸烟的比例由高到低依次为室外公共场所、室内公共场所、家和公共交通工具,分别为 48.6%、45.8%、34.1%、23.4%。云南、湖南、北京、上海和甘肃报告在此四类场所有人吸烟的比例较高,超过 70%(图 A4-4-1、图 A4-4-2、图 A4-4-3)。

具体见附表 4-4-1。

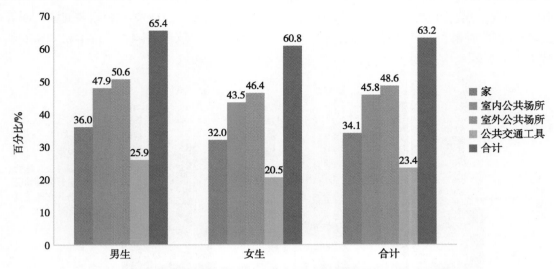

图 A4-4-1　不同性别初中生过去 7 天内在四类场所看到有人吸烟的比例

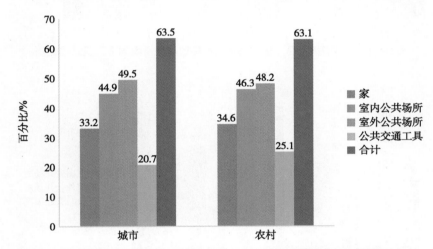

图 A4-4-2　不同地区初中生过去 7 天内在四类场所看到有人吸烟的比例

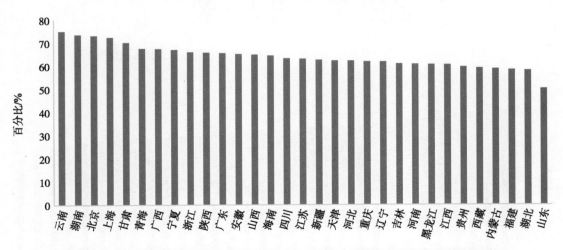

图 A4-4-3　各省（自治区、直辖市）初中生过去 7 天内在四类场所看到有人吸烟的比例

（2）高中：过去 7 天内，70.4% 的高中生报告在家、室内公共场所、室外公共场所或公共交通工具看到有人吸烟，男生（75.2%）高于女生（65.4%）；普高（72.0%）高于职高（67.3%）。城市和农村分别为 69.5% 和 71.1%，差异没有统计学意义。在此四类场所中，看到有人吸烟的比例由高到低依次为室外公共场所、室内公共场所、

家和公共交通工具，分别为 57.3%、56.5%、34.0%、27.3%。甘肃、上海、云南和陕西报告在此四类场所有人吸烟的比例较高，其中甘肃和上海超过 80%，山东、湖北、新疆和浙江较低（图 B4-4-1、图 B4-4-2、图 B4-4-3）。

具体见表 4-4-1。

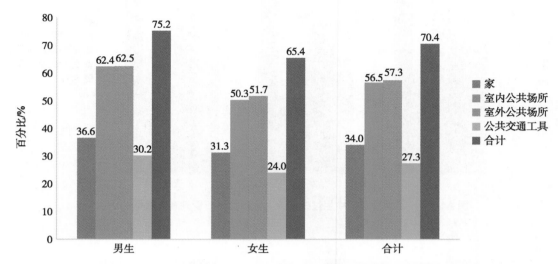

图 B4-4-1　不同性别高中生过去 7 天内在四类场所看到有人吸烟的比例

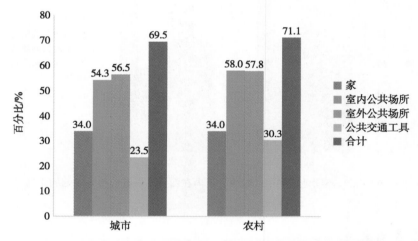

图 B4-4-2　不同地区高中生过去 7 天内在四类场所看到有人吸烟的比例

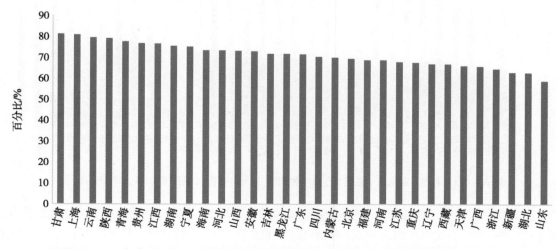

图 B4-4-3　各省（自治区、直辖市）高中生过去 7 天内在四类场所看到有人吸烟的比例

4.4.2　学校内有人吸烟情况

（1）学校内看到有人吸烟：在过去 30 天内，有 50.7% 的中学生在学校（室内或室外）看到过有人吸烟，男生（57.4%）高于女生（43.2%）；农村（54.3%）高于城市（44.8%）。城市男生为 51.3%，高于城市女生（37.4%）；农村男生为 61.2%，高于农村女生（46.7%）（图 4-4-3）。

具体见附表 4-4-2。

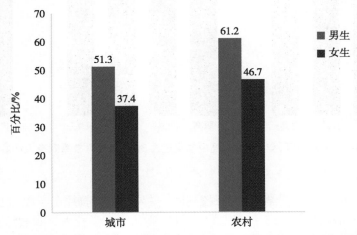

图 4-4-3　不同地区、性别中学生过去 30 天内在学校看到过有人吸烟的比例

1）初中：在过去 30 天内，有 45.2% 的初中生在学校（室内或室外）看到过有人吸烟，男生（50.2%）高于女生（39.5%）；农村（49.3%）高于城市（38.1%）；随着年级的增长，在学校内看到有人吸烟的比例上升，初一至初三分别为 37.5%、46.7% 和 52.2%（图 A4-4-4）。

具体见附表 4-4-2。

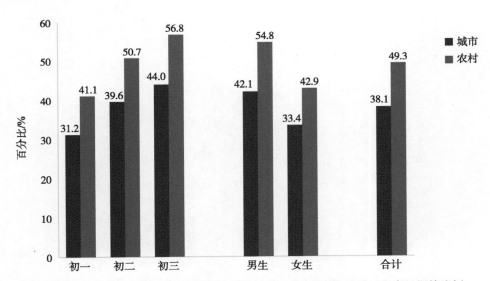

图 A4-4-4　不同地区、年级、性别初中学生过去 30 天内在学校看到有人吸烟的比例

2）高中：在过去 30 天内，有 57.8% 的高中生在学校（室内或室外）看到过有人吸烟，男生（67.1%）高于女生（47.8%）；农村（61.3%）高于城市（52.6%）；普高和职高分别为 57.3% 和 58.6%，差异没有统计学意义，普高三（61.4%）和普高二（58.3%）高于普高一（52.4%），职高各年级间差异没有统计学意义。农村男生为 70.4%，高于城市男生（62.4%）；农村女生为 51.7%，高于城市女生 41.9%（图 B4-4-4）。

具体见附表 4-4-2。

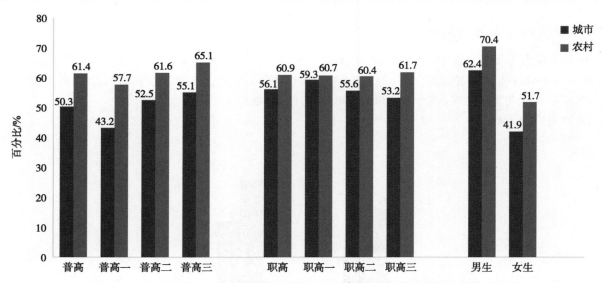

图 B4-4-4　不同地区、年级、性别高中学生过去 30 天内在学校看到有人吸烟的比例

　　（2）学校内看到老师吸烟：根据学生对"在校期间，多久会看到教师在学校（包括室内和室外区域）吸烟"的回答，只要对任一问题回答"几乎每天"或"有时"，则认为在学校内见到教师吸烟。

　　在校期间，46.9% 的中学生在学校看到过教师吸烟，男生（51.1%）高于女生（42.3%）；农村（52.6%）高于城市（37.7%）。江西、湖南、西藏和云南的比例较高，北京、上海和山东的比例较低（图 4-4-4）。

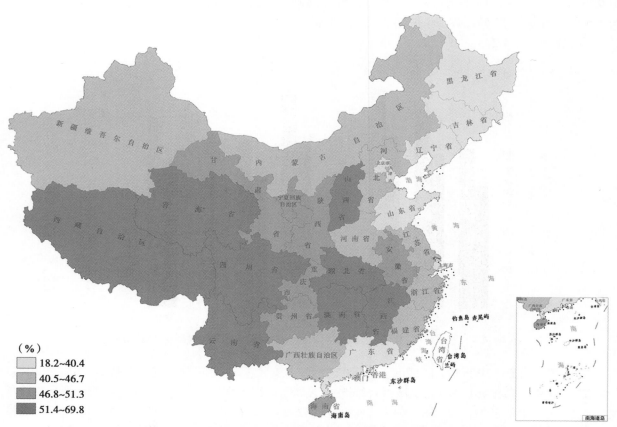

图 4-4-4　各省（自治区、直辖市）中学生在校期间看到老师在学校吸烟的比例（港、澳、台资料暂缺）

审图号：GS（2022）1156 号

在校期间，9.9% 的中学生几乎每天看到教师在学校吸烟，男生（13.4%）高于女生（6.1%）；农村（11.7%）高于城市（7.0%）。

具体见附表 4-4-3。

1）初中：在校期间，42.6% 的初中生在学校看到过教师吸烟，男生（45.9%）高于女生（38.8%）；农村（48.2%）高于城市（32.7%）；随着年级的增长，在学校内看到有人吸烟比例上升，初一至初三分别为 28.6%、45.8% 和 54.5%。各省（自治区、直辖市）差异较大，其中北京、上海、黑龙江的比例较低，云南、西藏、湖南较高（图 A4-4-5）。

在校期间，8.5% 的初中生几乎每天看到教师在学校吸烟，男生（11.2%）高于女生（5.4%）；农村（10.1%）高于城市（5.7%）；随着年级的增长，几乎每天在学校看到教师吸烟的比例上升，初一至初三分别为 4.7%、8.5% 和 12.7%。

具体见附表 4-4-3。

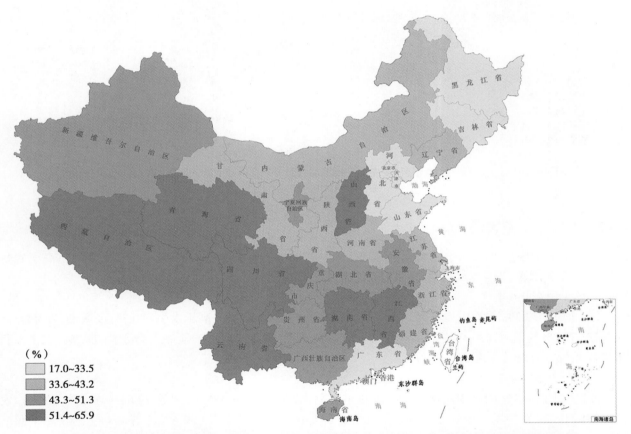

（%）
- 17.0~33.5
- 33.6~43.2
- 43.3~51.3
- 51.4~65.9

图 A4-4-5　各省（自治区、直辖市）初中生在校期间看到老师在学校吸烟的比例（港、澳、台资料暂缺）
审图号：GS（2022）1156 号

2）高中：在校期间，52.6% 的高中生在学校看到过教师吸烟，男生（58.1%）高于女生（46.6%）；农村（58.7%）高于城市（43.5%）。普高和职高分别为 54.1% 和 49.6%，差异没有统计学意义。普高三（60.3%）和普高二（57.1%）高于普高一（44.6%）；职高二（51.2%）和职高三（51.1%）高于职高一（46.9%）。各省（自治区、直辖市）差异较大，其中北京、上海、山东较低，云南、江西、湖南较高（图 B4-4-5）。

在校期间，11.8% 的高中生几乎每天看到教师在学校吸烟。男生（16.3%）高于女生（7.0%）；农村（14.0%）高于城市（8.6%）；普高（13.0%）高于职高（9.4%），普高一至三年级分别为 10.3%、13.1% 和 15.4%，差异没有统计学意义。

具体见表 4-4-3。

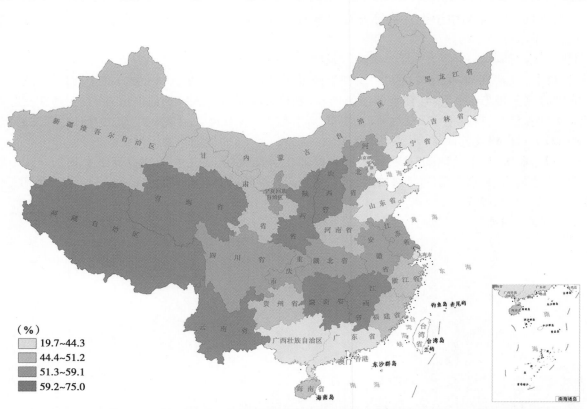

（%）
19.7~44.3
44.4~51.2
51.3~59.1
59.2~75.0

图 B4-4-5　各省（自治区、直辖市）高中生在校期间看到老师在学校吸烟的比例（港、澳、台资料暂缺）

审图号：GS（2022）1156 号

4.4.3　对二手烟危害的认知

76.6% 的中学生认为二手烟肯定有危害，男生（78.3%）高于女生（74.6%）；城市（78.3%）高于农村（75.6%）；非吸烟者（77.4%）高于吸烟者（65.0%）。

具体见附表 4-4-4。

（1）初中：73.7% 的初中生认为二手烟肯定有危害，男生（76.3%）高于女生（70.7%）；城市（76.4%）高于农村（72.2%）；现在非吸烟者（74.4%）高于现在吸烟者（57.1%）。初一至初三分别为 71.7%、72.9% 和76.8%，差异没有统计学意义。

具体见附表 4-4-4。

（2）高中：80.3% 的高中生认为二手烟肯定有危害，男生为 81.1%，女生为 79.6%；城市为 80.5%，农村为 80.2%，差异均没有统计学意义；非吸烟者（81.4%）高于吸烟者（69.6%）；普高（82.5%）高于职高（76.1%），其中普高一至三年级分别为 82.3%、81.7% 和 83.4%，差异没有统计学意义，职高三（80.1%）高于职高一和职高二（73.9% 和 74.8%），差异有统计学意义。

具体见表 4-4-4。

4.5　烟草制品的获得与价格

» 在现在吸卷烟者中，83.3% 的中学生（初中生 76.5%、高中生 87.6%）在过去 30 天买烟时没有因为不满 18 岁而被拒绝。

» 在现在吸卷烟者中，54.8% 的中学生（初中生 46.5%、高中生 58.7%）在过去 30 天购买卷烟的价格在 11~20 元间，22.5% 的中学生（初中生 24.1%、高中生 21.7%）购买卷烟价格在 20 元以上。

4.5.1 买烟时是否因为低年龄而被拒绝

现在吸卷烟的中学生中,在过去 30 天内买烟时,83.3% 没有因为不满 18 岁而被拒绝,男生 83.0%,女生 85.2%;城市 84.1%,农村 82.9%。在城市中,女生为 84.7%,高于男生(84.0%);在农村,女生为 85.5%,高于男生(82.5%)。以上差异均没有统计学意义(图 4-5-1)。

具体见附表 4-5-1。

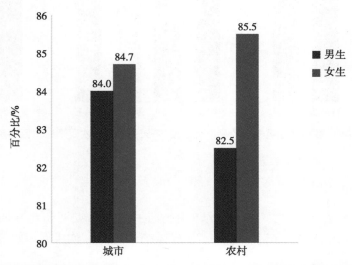

图 4-5-1　不同地区、性别现在吸卷烟的中学生在过去 30 天内最近一次买烟时未因不满 18 岁而被拒绝的比例

(1)初中:现在吸卷烟的初中生中,在过去 30 天内买烟时,76.5% 没有因为不满 18 岁而被拒绝,男生 75.4%,女生 81.1%;城市 75.9%,农村 76.7%;初一至初三分别为 66.1%、76.7% 和 79.8%。以上差异均没有统计学意义(图 A4-5-1)。

具体见附表 4-5-1。

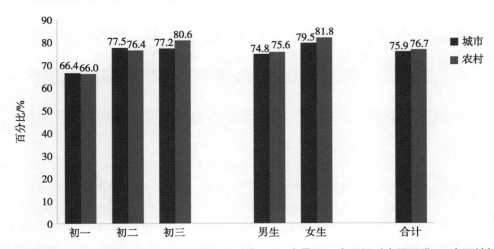

图 A4-5-1　不同地区、年级、性别现在吸卷烟的初中生过去 30 天内最近一次买烟时未因不满 18 岁而被拒绝的比例

(2)高中:现在吸卷烟的高中生中,在过去 30 天内买烟时,87.6% 没有因为不满 18 岁而被拒绝,男生 87.3%,女生 89.7%;城市 86.9%,农村 88.0%,差异均没有统计学意义。农村女生为 90.9%,高于城市女生 88.2%。普高和职高均为 87.6%,普高随年级增长,比例升高,但差异没有统计学意义;职高二(92.3%)高于职高三和职高一(87.3% 和 84.1%)(图 B4-5-1)。

具体见表 4-5-1。

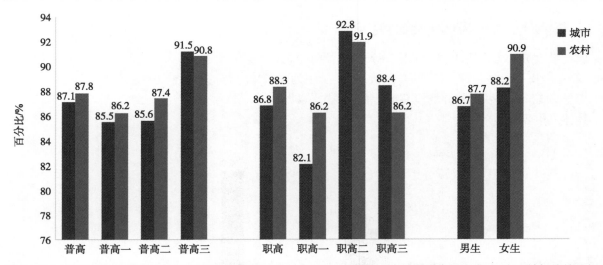

图 B4-5-1　不同地区、年级、性别现在吸卷烟的高中生过去 30 天内最近一次买烟时未因不满 18 岁而被拒绝的比例

4.5.2　学生消费卷烟的价格

现在吸卷烟并且在过去 30 天内购买过卷烟的中学生中，1.7% 购买每包卷烟的价格<3 元，2.4% 在 3～5 元，18.7% 在 6～10 元，54.8% 在 11～20 元，22.5% 超过 20 元；购买卷烟的价格城市学生高于农村，女生高于男生（图 4-5-2）。

具体见附表 4-5-2。

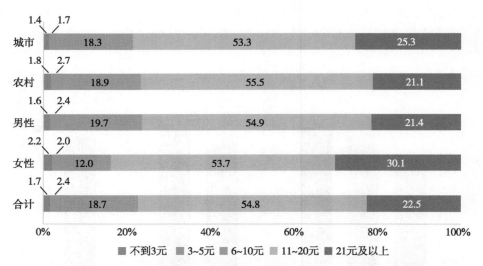

图 4-5-2　现在吸卷烟的中学生过去 30 天内最后一次购买一包卷烟的价格分布

（1）初中：现在吸卷烟并且在过去 30 天内购买过卷烟的初中生中，3.4% 购买每包卷烟的价格<3 元，3.9% 在 3～5 元，22.1% 在 6～10 元，46.5% 在 11～20 元，24.1% 超过 20 元；购买卷烟的价格城市学生高于农村，女生高于男生，年级越高，购买卷烟的价格略增高（图 A4-5-2）。

具体见附表 4-5-2。

（2）高中：现在吸卷烟并且在过去 30 天内购买过卷烟的高中生中，0.9% 购买每包卷烟的价格小于 3 元，1.6% 在 3～5 元，17.1% 在 6～10 元，58.7% 在 11～20 元，21.7% 超过 20 元；购买卷烟的价格城市学生高于农村，女生高于男生，普高年级越高，购买卷烟的价格略增高（图 B4-5-2）。

具体见附表 4-5-2。

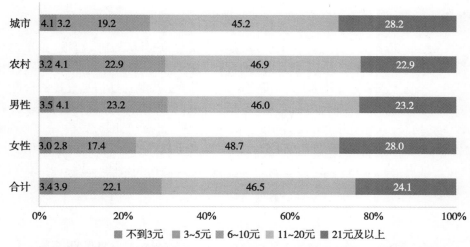

图 A4-5-2　现在吸卷烟的初中生过去 30 天内最后一次购买一包卷烟的价格分布

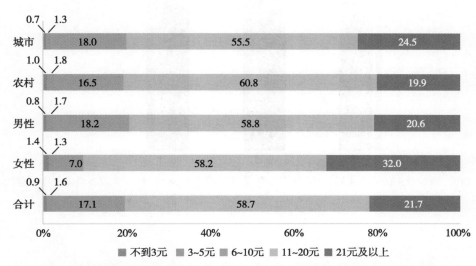

图 B4-5-2　现在吸卷烟的高中生过去 30 天内最后一次购买一包卷烟的价格分布

4.6 控烟宣传与烟草广告促销

» 63.9% 的中学生(初中生 64.9%、高中生 62.5%)报告过去 30 天内在电视、广播、互联网、户外广告牌、海报、报纸、杂志或电影上接触过控烟宣传信息。

» 过去 12 个月内,48.4% 的中学生(初中生 49.2%、高中生 47.3%)报告在课堂上学习过关于烟草使用具体的健康危害知识。

» 过去 30 天内,在看过电影、电视、视频或录像的中学生中,71.7%(初中生 69.5%、高中生 74.5%)报告看到过吸烟镜头。

» 过去 30 天内,在去过烟草零售店的中学生中,46.4%(初中生 48.9%、高中生 43.8%)报告在烟草零售店看到过烟草产品的广告或者促销。

» 过去 30 天内,在使用过互联网的中学生中,23.4%(初中生 23.2%、高中生 23.6%)报告在互联网上看到过烟草产品的广告 / 视频。

» 2.1% 的中学生(初中生 2.0%、高中生 2.3%)报告曾经被烟草公司工作的人给过免费的烟草产品。

4.6.1　控烟宣传

　　通过学生对"在过去 30 天内,你是否在电视、广播、互联网、户外广告牌、海报、报纸、杂志或电影上,听到或看到过控烟的信息"和"在过去 12 个月内,是否有人在课堂上教过你们关于烟草使用的后果,如吸烟会导致牙齿发黄、皮肤皱纹或者味道难闻"的回答,来评判学生接触控烟信息宣传的程度。

　　63.9% 的中学生报告在过去 30 天内在电视、广播、互联网、户外广告牌、海报、报纸、杂志或电影上听到或看到过控烟的信息,其中,男生 63.9%、女生 63.8%,差异没有统计学意义;城市(66.6%)高于农村(62.2%);无论城市和农村,现在非吸烟者(64.5%)均明显高于现在吸烟者(53.9%)。听到或看到过控烟信息的比例较高的省(市)有上海、浙江和天津,较低的有河北、河南和贵州(图 4-6-1、图 4-6-2)。

　　具体见附表 4-6-1。

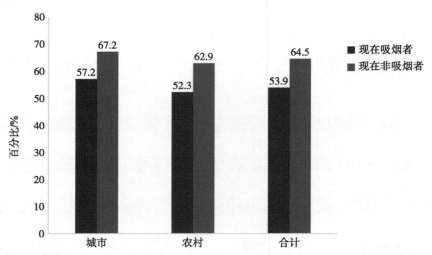

图 4-6-1　不同地区、吸烟状态的中学生过去 30 天内在电视 / 广播 / 互联网 / 户外广告牌等媒体上接触到控烟信息的比例

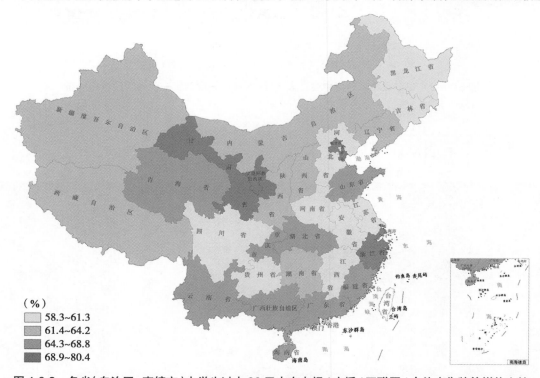

图 4-6-2　各省(自治区、直辖市)中学生过去 30 天内在电视 / 广播 / 互联网 / 户外广告牌等媒体上接触到控烟信息的比例(港、澳、台资料暂缺)

审图号:GS(2022)1156 号

　　过去 12 个月内，48.4% 的中学生报告在课堂上学习过关于烟草使用具体的健康危害知识，其中，男生 47.4%、女生 49.4%；城市 49.1%、农村 47.9%，差异均没有统计学意义。现在非吸烟者（48.6%）高于现在吸烟者（45.1%），但无论城市和农村，差异均没有统计学意义。在课堂上学习过关于烟草使用具体的健康危害知识比例较高的省份有广东、西藏、宁夏和福建，较低的省份有吉林、河北、江苏和安徽（图 4-6-3、图 4-6-4）。

　　具体见附表 4-6-2。

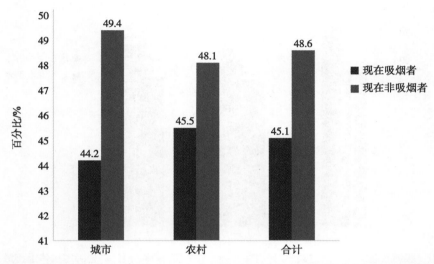

图 4-6-3　不同地区、吸烟状态的中学生过去 12 个月内在课堂上学习过关于烟草使用导致具体危害知识的比例

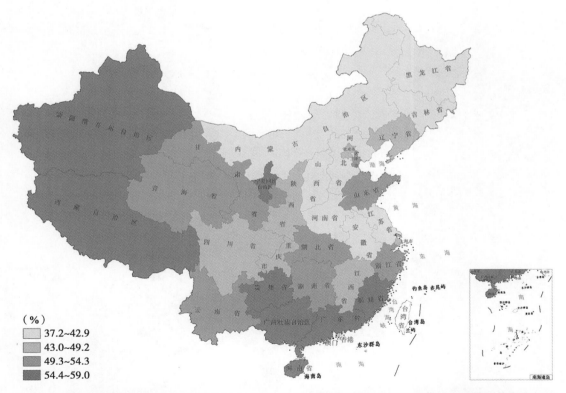

图 4-6-4　各省（自治区、直辖市）中学生过去 12 个月内在课堂上学习过关于烟草使用导致具体危害知识的比例（港、澳、台资料暂缺）

审图号：GS（2022）1156 号

（1）初中：64.9% 的初中生报告过去 30 天内在电视、广播、互联网、户外广告牌、海报、报纸、杂志或电影上，听到或看到过控烟的信息，其中，男生 65.4%、女生 64.4%；城市 68.1%、农村 63.1%，但差异均没有统计学意义；初二（67.4%）和初三（66.3%）高于初一（61.3%）；无论城市和农村，现在非吸烟者（65.4%）均明显高于现在吸烟者（53.6%）。通过媒体接触到控烟信息比例较高的省（市）有上海、宁夏和甘肃，较低的省份有河北、贵州和四川（图 A4-6-1、图 A4-6-2）。

具体见附表 4-6-1。

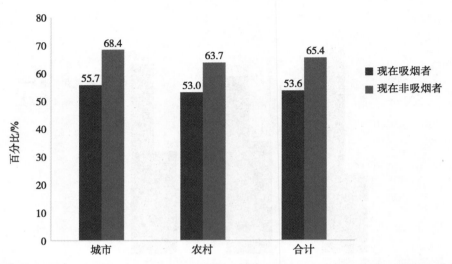

图 A4-6-1　不同地区、吸烟状态的初中生过去 30 天内在电视 / 广播 / 互联网 / 户外广告牌等媒体上接触到控烟信息的比例

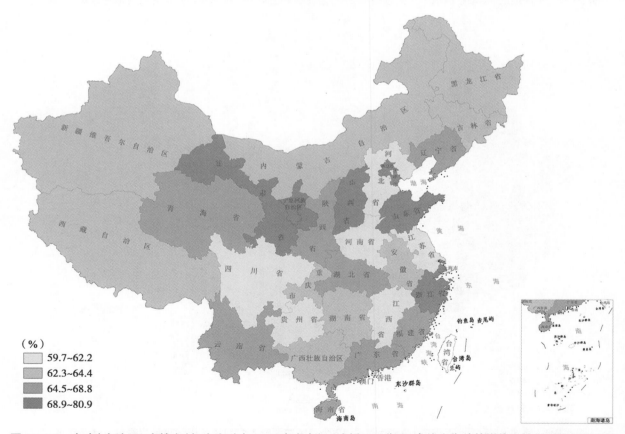

图 A4-6-2　各省（自治区、直辖市）初中生过去 30 天内在电视 / 广播 / 互联网 / 户外广告牌等媒体上接触到控烟信息的比例（港、澳、台资料暂缺）

审图号：GS（2022）1156 号

　　过去 12 个月内, 49.2% 的初中生报告在课堂上学习过关于烟草使用具体的健康危害知识, 其中, 男生 48.2%、女生 50.4%; 城市 50.4%、农村 48.5%, 差异均没有统计学意义; 初二(50.9%)、初三(51.2%)学生报告的比例高于初一(45.7%)学生; 城市的现在非吸烟者(50.6%)高于现在吸烟者(43.4%), 农村的现在非吸烟者(48.6%)与现在吸烟者(47.5%)间的差别没有统计学意义。报告在课堂上学习过关于烟草使用具体的健康危害知识比例较高的省份有宁夏、西藏、广东和新疆, 较低的有吉林、河北和内蒙古(图 A4-6-3、图 A4-6-4)。

　　具体见附表 4-6-2。

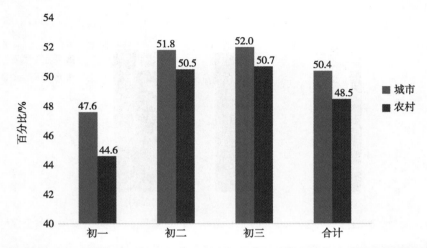

图 A4-6-3　不同地区、年级初中生过去 12 个月内在课堂上学习过关于烟草使用导致具体危害知识的比例

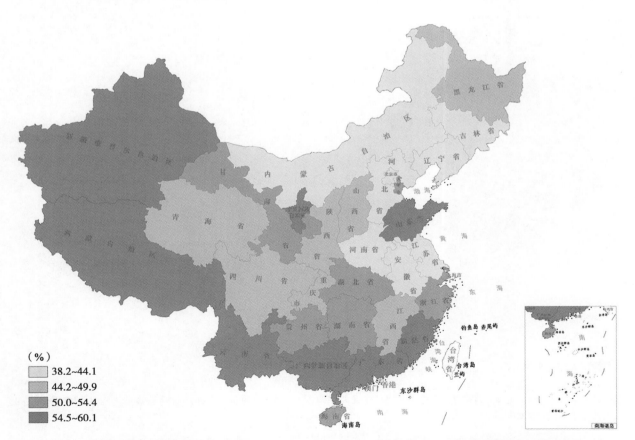

图 A4-6-4　各省(自治区、直辖市)初中生过去 12 个月内在课堂上学习过关于烟草使用导致具体危害知识的比例(港、澳、台资料暂缺)

审图号: GS(2022)1156 号

（2）高中：62.5%的高中生报告在过去30天内在电视、广播、互联网、户外广告牌、海报、报纸、杂志或电影上，听到或看到过控烟的信息，其中，男生61.9%、女生63.1%；职高63.1%、普高62.1%，普高一62.6%、普高二62.9%、普高三60.9%，职高一61.4%、职高二64.1%、职高三64.1%，差异均没有统计学意义。城市（64.9%）高于农村（60.8%）；无论城市和农村，现在非吸烟者（63.3%）均明显高于现在吸烟者（54.1%）。通过媒体接触到控烟信息比例较高的省（市）有上海、天津和浙江，较低的有河北、河南和黑龙江（图B4-6-1、图B4-6-2）。

具体见附表4-6-1。

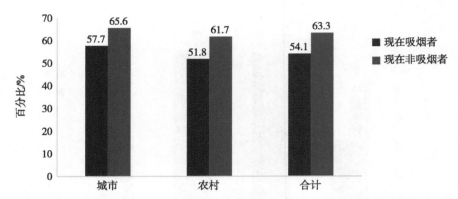

图 B4-6-1　不同地区、吸烟状态的高中生过去30天内在电视/广播/互联网/户外广告牌等媒体上接触到控烟信息的比例

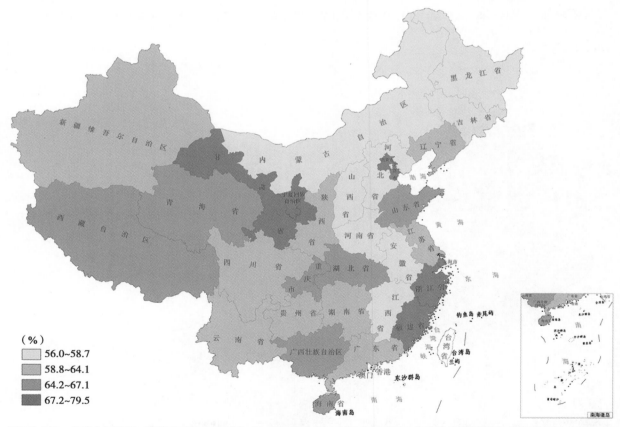

图 B4-6-2　各省（自治区、直辖市）高中生过去30天内在电视/广播/互联网/户外广告牌等媒体上接触到控烟信息的比例（港、澳、台资料暂缺）

审图号：GS（2022）1156号

过去12个月内，47.3%的高中生报告在课堂上学习过关于烟草使用具体的健康危害知识，其中，男生46.4%、女生48.3%；城市47.5%、农村47.1%，差异均没有无统计意义。现在非吸烟者47.6%高于现在吸

烟者 44.2%。职高（50.7%）高于普高（45.6%），普高一（46.9%）、普高二（46.0%）和普高三（43.8%）；职高一（49.2%）、职高二（50.9%）、职高三（52.1%）间差异没有统计学意义。在课堂上学习过关于烟草使用具体的健康危害知识比例较高的省份有广东、西藏和广西，较低的有吉林、江苏和山西（图 B4-6-3、图 B4-6-4）。

具体见附表 4-6-2。

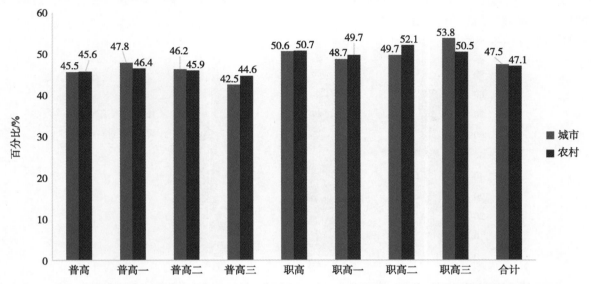

图 B4-6-3　不同地区、年级高中生过去 12 个月内在课堂上学习过关于烟草使用导致具体危害知识的比例

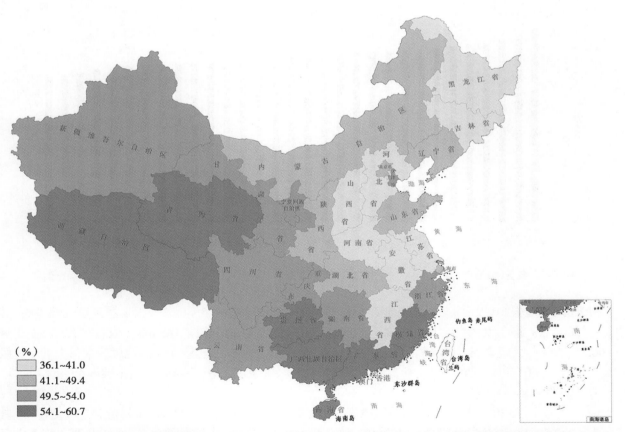

图 B4-6-4　各省（自治区、直辖市）高中生过去 12 个月内在课堂上学习过关于烟草使用导致具体危害知识的比例（港、澳、台资料暂缺）

审图号：GS（2022）1156 号

4.6.2　在电影、电视、视频或录像中看到过吸烟镜头

　　过去 30 天内，在看过电影、电视、视频或录像的中学生中，71.7% 报告看到过吸烟镜头，其中，男生（76.8%）高于女生（65.9%）；农村（73.0%）高于城市（69.5%）；现在吸烟者（82.7%）高于现在非吸烟者（70.8%）。报告在电影、电视、视频或录像中看到过吸烟镜头比例较高的省份有西藏、云南和青海，较低的有北京、上海和山东（图 4-6-5、图 4-6-6）。

　　具体见附表 4-6-3。

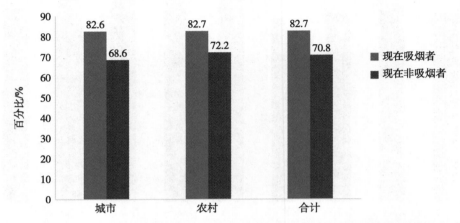

图 4-6-5　不同地区、吸烟状态的中学生在电影、电视、视频或录像中看到过吸烟镜头的比例

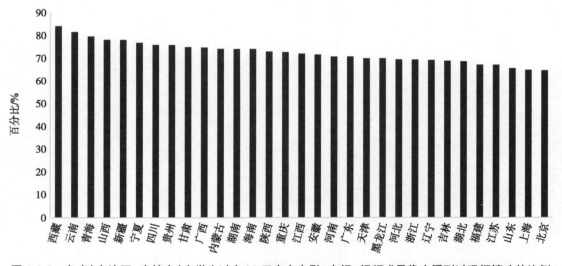

图 4-6-6　各省（自治区、直辖市）中学生过去 30 天内在电影、电视、视频或录像中看到过吸烟镜头的比例

　　（1）初中：过去 30 天内，在看过电影、电视、视频或录像的初中生中，69.5% 报告看到过吸烟镜头，其中，男生（74.1%）高于女生（64.2%），初二（70.8%）、初三（72.2%）高于初一（65.6%），农村（71.2%）高于城市（66.5%），现在吸烟者（82.1%）高于现在非吸烟者（68.9%）。报告在电影、电视、视频或录像中看到过吸烟镜头比例较高的省份有西藏、云南和青海，较低的有上海、北京和山东（图 A4-6-5、图 A4-6-6、图 A4-6-7）。

　　具体见附表 4-6-3。

　　（2）高中：过去 30 天内，在看过电影、电视、视频或录像的高中生中，74.5% 报告看到过吸烟镜头，其中，男生（80.5%）高于女生（68.0%）；农村（75.5%）高于城市（72.9%）；现在吸烟者（83.0%）高于现在非吸烟者（73.5%）。职高（77.4%）高于普高（72.9%），其中，普高一（72.2%）、普高二（73.9%）和普高三（72.6%）年级间差异没有统计学意义；职高一（77.5%）、职高二（78.3%）和职高三（76.3%）年级间差异没有统计学

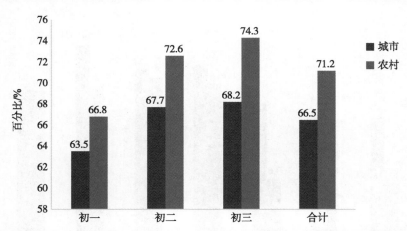

图 A4-6-5　不同地区、年级的初中生在电影、电视、视频或录像中看到过吸烟镜头的比例

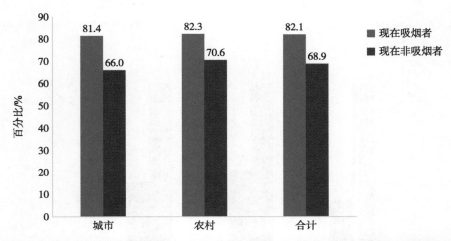

图 A4-6-6　不同地区、吸烟状态的初中生在电影、电视、视频或录像中看到过吸烟镜头的比例

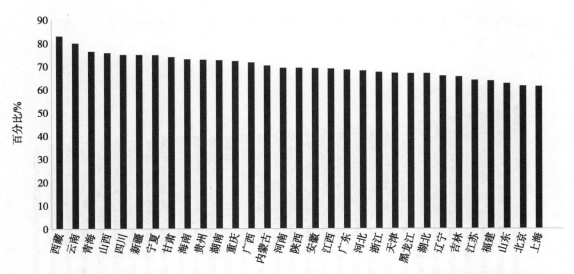

图 A4-6-7　各省（自治区、直辖市）初中生过去30天内在电影、电视、视频或录像中看到过吸烟镜头的比例

意义。报告在电影、电视、视频或录像中看到过吸烟镜头比例较高的省份有西藏、云南、青海、新疆和山西，较低的有北京、山东和上海（图 B4-6-5、图 B4-6-6、图 B4-6-7）。

具体见附表4-6-3。

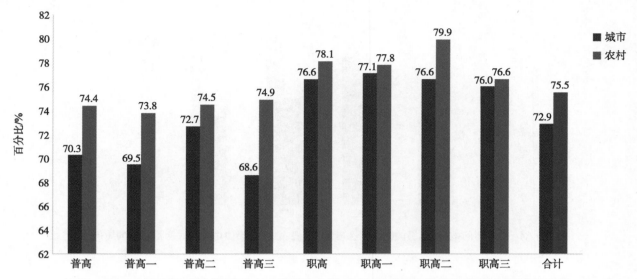

图 B4-6-5 不同地区、学校类型、年级高中生在电影、电视、视频或录像中看到过吸烟镜头的比例

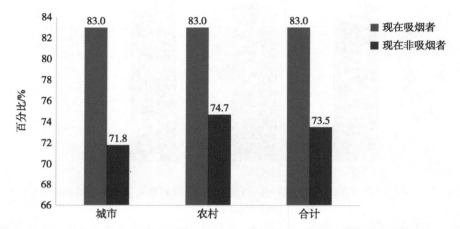

图 B4-6-6 不同地区、吸烟状态的高中生在电影、电视、视频或录像中看到过吸烟镜头的比例

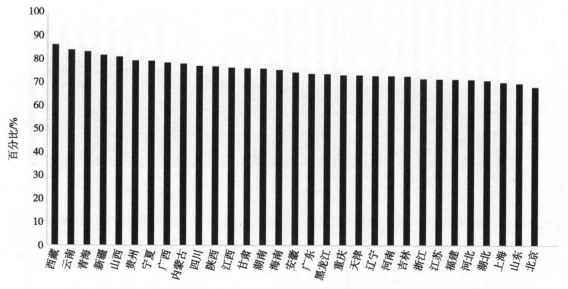

图 B4-6-7 各省（自治区、直辖市）高中生过去 30 天内在电影、电视、视频或录像中看到过吸烟镜头的比例

4.6.3　烟草营销活动

通过了解学生在过去 30 天内是否在"烟草零售点看到过烟草产品的广告或者促销""互联网上看到过烟草产品的广告 / 视频"和"曾经有被烟草公司工作的人给过免费的烟草产品"三个问题来判断学生是否暴露于烟草广告和促销等营销活动。

过去 30 天内，在去过烟草零售店的中学生中，46.4% 报告在烟草零售店看到过烟草产品的广告或者促销，其中，男生（45.2%）低于女生（48.0%）；现在吸烟者（41.3%）低于现在非吸烟者（47.4%）；城市（46.8%）和农村（46.2%）间差异没有统计学意义。

过去 30 天内，在使用过互联网的中学生中，23.4% 报告在互联网上看到过烟草产品的广告 / 视频，其中，男生（24.2%）高于女生（22.5%）；现在吸烟者（27.0%）高于现在非吸烟者（23.1%）；城市（22.7%）和农村（23.8%）间差异没有统计学意义。

2.1% 的中学生报告被烟草公司工作的人给过免费的烟草产品，其中，男生（2.7%）高于女生（1.5%）；现在吸烟者（5.2%）高于现在非吸烟者（1.9%）；农村（2.1%）和城市（2.1%）间差异没有统计学意义（图 4-6-7）。

具体见附表 4-6-4。

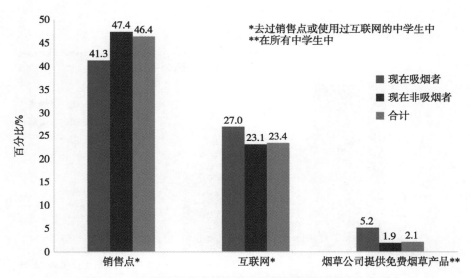

图 4-6-7　不同吸烟状态的中学生接触烟草营销活动的比例

（1）初中：过去 30 天内，在去过烟草零售店的初中生中，48.9% 报告在烟草零售看到过烟草产品的广告或者促销，其中，男生 49.1%、女生 48.6%；现在吸烟者 49.6%、现在非吸烟者 48.7%；初二（50.4%）和初三（48.4%）高于初一（47.6%）；城市 49.4%、农村 48.6%，差异均没有统计学意义。

过去 30 天内，在使用过互联网的初中生中，23.2% 报告在互联网上看到过烟草产品的广告 / 视频，其中，男生（24.0%）高于女生（22.3%）；现在吸烟者（31.4%）高于现在非吸烟者（22.8%）；初二（23.6%）和初三（24.1%）高于初一（21.7%）；农村（24.1%）高于城市（21.8%）。

2.0% 的初中生报告被烟草公司工作的人给过免费的烟草产品，其中，男生（2.5%）高于女生（1.5%）；现在吸烟者（6.2%）高于现在非吸烟者（1.8%）；初一（1.8%）、初二（2.0%）和初三（2.3%），以及农村（2.0%）和城市（1.9%）间差异没有统计学意义（图 A4-6-8、图 A4-6-9）。

具体见附表 4-6-4。

（2）高中：过去 30 天内，在去过烟草零售店的高中生中，43.8% 报告在烟草零售看到过烟草产品的广告或者促销，其中，女生（47.4%）高于男生（41.5%）；现在非吸烟者（45.8%）高于现在吸烟者（37.2%）；职高（46.7%）高于普高（42.0%），其中，普高一（44.1%）和普高二（42.5%）高于普高三（39.3%），普高一与普

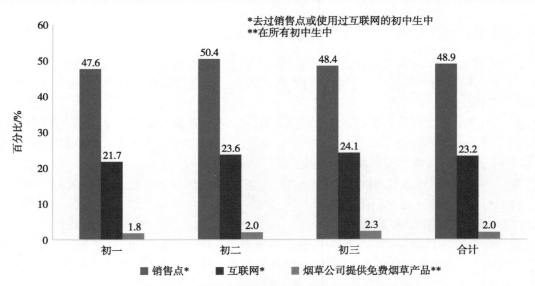

图 A4-6-8　不同年级的初中生接触烟草营销活动的比例

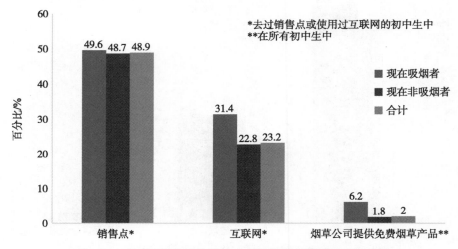

图 A4-6-9　不同吸烟状态的初中生接触烟草营销活动的比例

高三年级间差异有统计学意义,职高一(47.1%)、职高二(46.2%)和职高三(46.8%)年级间差异没有统计学意义;城市(44.6%)与农村(43.4%)间差异没有统计学意义。

过去 30 天内,在使用过互联网的高中生中,23.6% 报告在互联网上看到过烟草产品的广告/视频,其中,男生 24.3%、女生 22.7%;现在吸烟者 24.5%、现在非吸烟者 23.4%;农村 23.5%、城市 23.6%,差异均没有统计学意义。职高(27.7%)高于普高(21.4%),其中,普高二(22.5%)高于普高三(20.5%),与普高一(21.1%)差异没有统计学意义,职高一(27.9%)、职高二(27.1%)和职高三(27.9%)年级间差异没有统计学意义。

2.3% 的高中生报告被烟草公司工作的人给过免费的烟草产品,其中,男生(3.1%)高于女生(1.5%);现在吸烟者(4.6%)高于现在非吸烟者(2.1%);职高(2.8%)高于普高(2.1%),其中,普高一(1.8%)、普高二(2.2%)和普高三(2.1%),以及职高一(3.2%)、职高二(2.7%)和职高三(2.4%)年级间差异没有统计学意义;农村和城市均为 2.3%(图 B4-6-8、图 B4-6-9)。

具体见附表 4-6-4。

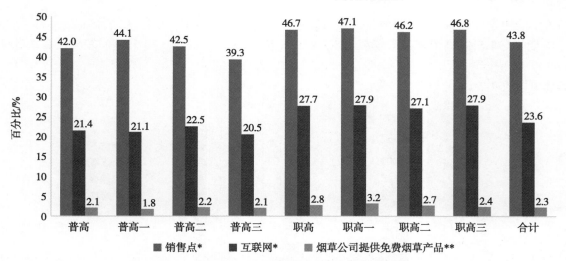

图 B4-6-8　不同高中类型的高中生接触烟草营销活动的比例

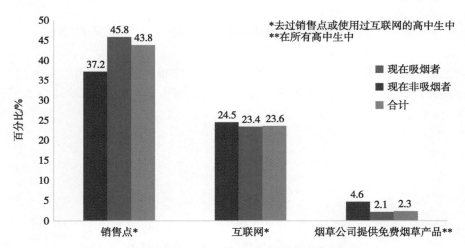

图 B4-6-9　不同吸烟状态的高中生接触烟草营销活动的比例

4.7　对烟草的认知

» 31.0% 的中学生(初中生 35.0%、高中生 25.8%)认为"一旦已经开始吸烟,肯定很难戒掉",其中现在非吸烟者 31.5%(初中生 35.5%、高中生 26.0%),高于现在吸烟者 23.5%(初中生 23.7%、高中生 23.4%)。

» 现在吸烟的中学生中,69.6%(初中生 71.5%、高中生 68.4%)报告自己的父母至少有一方是吸烟者,显著高于现在非吸烟的中学生(53.2%)(初中生 51.9%、高中生 54.9%)。

» 现在吸烟的中学生中有 96.9%(初中生 95.1%、高中生 98.0%)报告自己的好朋友中有吸烟者,显著高于现在非吸烟的中学生(37.2%)(初中生 27.1%、高中生 51.1%)。

4.7.1 对戒烟难度的认识

31.0%的中学生认为"一旦已经开始吸烟，肯定很难戒掉"，其中，男生（32.2%）高于女生（29.6%）；现在非吸烟者（31.5%）高于现在吸烟者（23.5%）；城市（31.8%）与农村（30.5%）间差异没有统计学意义（图4-7-1）。

具体见附表4-7-1。

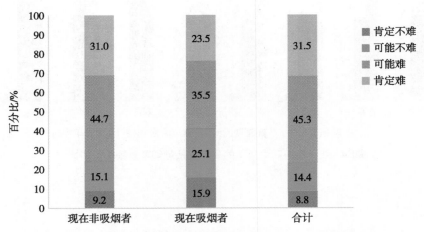

图 4-7-1 不同地区、性别、吸烟状态的中学生对戒烟难度的认识分布

（1）初中：35.0%的初中生认为"一旦已经开始吸烟，肯定很难戒掉"，其中，男生（36.8%）高于女生（32.8%）；现在非吸烟者（35.5%）高于现在吸烟者（23.7%）；城市（36.1%）与农村（34.3%）间差异没有统计学意义。不同年级初中生对戒烟难度的看法有所不同，初一（42.2%）高于初二（32.7%），初二高于初三（29.3%）（图 A4-7-1、图 A4-7-2）。

具体见附表4-7-1。

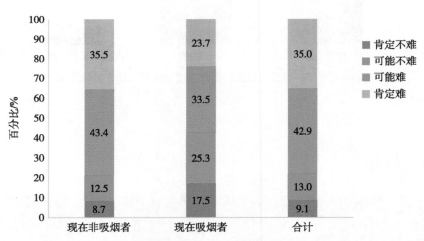

图 A4-7-1 不同吸烟状态的初中生对戒烟难度的认识分布

（2）高中：25.8%的高中生认为"一旦已经开始吸烟，肯定很难戒掉"，其中，男生26.1%、女生25.5%；城市26.8%、农村25.1%，差异均没有统计学意义。职高（26.2%）与普高（25.6%）间，以及各年级间差异均没有统计学意义。现在非吸烟者（26.0%）高于现在吸烟者（23.4%）（图 B4-7-1、图 B4-7-2）。

具体见附表4-7-1。

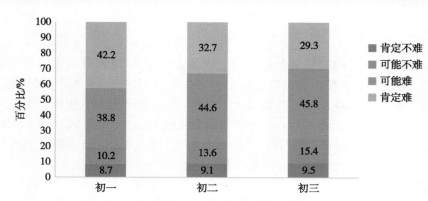

图 A4-7-2　不同年级的初中生对戒烟难度的认识分布

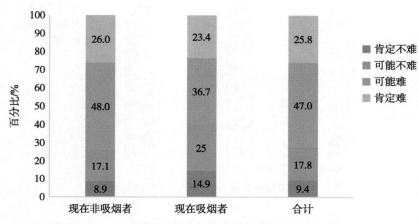

图 B4-7-1　不同吸烟状态的高中生对戒烟难度的认识分布

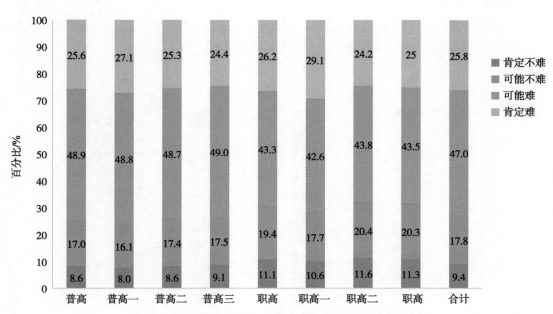

图 B4-7-2　不同高中类型的高中生对戒烟难度的认识分布

4.7.2 父母的影响

54.2% 的中学生报告自己的父母至少有一方是吸烟者,其中,报告自己的父亲是吸烟者的比例为 53.8%、母亲吸烟的比例为 2.2%、父母同时吸烟的比例为 1.8%。男女生、城乡间差异没有统计学意义。现在吸烟者报告父母吸烟的比例高于现在非吸烟者,69.6% 现在吸烟的中学生报告自己的父母至少有一方是吸烟者,其中父亲吸烟的比例为 68.9%、母亲吸烟的比例为 4.7%、父母双方均吸烟的比例为 4.0%;53.2% 现在非吸烟的中学生报告自己的父母至少有一方是吸烟者,其中父亲吸烟的比例为 52.8%、母亲吸烟的比例为 2.0%、父母双方均吸烟的比例为 1.6%(图 4-7-2)。

具体见附表 4-7-2。

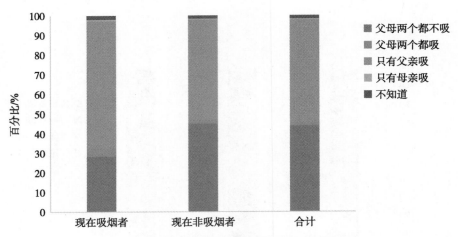

图 4-7-2　不同吸烟状态的中学生父母吸烟的比例

（1）初中:52.7% 的初中生报告自己的父母至少有一方是吸烟者,其中,报告自己的父亲是吸烟者的比例为 52.3%、母亲吸烟的比例为 2.1%、父母同时吸烟的比例为 1.7%。男女生、城乡间差异没有统计学意义。现在吸烟者报告父母吸烟的比例高于现在非吸烟者,71.5% 现在吸烟的初中生报告自己的父母至少有一方是吸烟者,其中父亲吸烟的比例为 70.7%、母亲吸烟的比例为 4.8%、父母双方均吸烟的比例为 4.0%;51.9% 现在非吸烟的初中生报告自己的父母至少有一方是吸烟者,其中父亲吸烟的比例为 51.5%、母亲吸烟的比例为 2.0%、父母双方均吸烟的比例为 1.6%(图 A4-7-3)。

具体见附表 4-7-2。

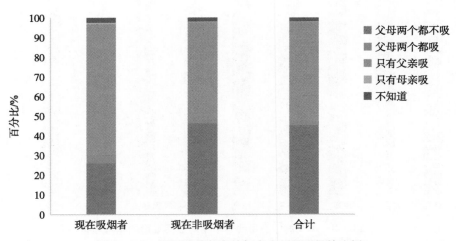

图 A4-7-3　不同吸烟状态的初中生父母吸烟的比例

（2）高中：56.0% 的高中生报告自己的父母至少有一方是吸烟者，其中，报告自己的父亲是吸烟者的比例为 55.6%、母亲吸烟的比例为 2.2%、父母同时吸烟的比例为 1.8%。男女生、不同高中类型、城乡间差异均没有统计学意义。现在吸烟者报告父母吸烟的比例高于现在非吸烟者，68.4% 现在吸烟的高中生报告自己的父母至少有一方是吸烟者，其中父亲吸烟的比例为 67.8%、母亲吸烟的比例为 4.6%，父母双方均吸烟的比例为 4.0%；54.9% 现在非吸烟的高中生报告父母至少有一方是吸烟者，其中父亲吸烟的比例为 54.5%、母亲吸烟的比例为 2.0%、父母双方均吸烟的比例为 1.6%（图 B4-7-3）。

具体见附表 4-7-2。

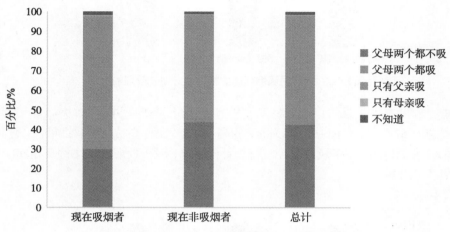

图 B4-7-3　不同吸烟状态的高中生父母吸烟的比例

4.7.3　好朋友的影响

41.0% 的中学生报告自己的好朋友中有吸烟者，其中，男生（50.1%）高于女生（30.8%）；农村（43.5%）高于城市（36.8%）；现在吸烟者该比例高达 96.9%，显著高于现在非吸烟者（37.2%）（图 4-7-3）。

具体见附表 4-7-3。

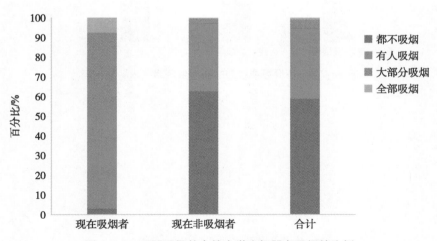

图 4-7-3　不同吸烟状态的中学生好朋友吸烟的比例

（1）初中：30.0% 的初中生报告自己的好朋友中有吸烟者，其中，男生（36.3%）高于女生（22.6%）；农村（33.8%）高于城市（23.2%）；初三（39.9%）最高，初二（31.6%）次之，初一（19.3%）最低；现在吸烟者该比例高达 95.1%，明显高于现在非吸烟者（27.1%）（图 A4-7-4）。

具体见附表 4-7-3。

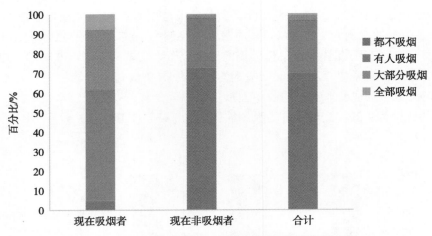

图 A4-7-4　不同吸烟状态的初中生好朋友吸烟的比例

（2）高中：55.3% 的高中生报告自己的好朋友中有吸烟者，其中，男生（68.7%）高于女生（41.0%）；农村（57.1%）高于城市（52.7%）；职高（65.3%）高于普高（50.3%），普高三（53.4%）最高，普高二（51.7%）次之，普高一（45.6%）最低，职高各年级间差异没有统计学意义；现在吸烟者该比例高达 98.0%，明显高于现在非吸烟者（51.1%）（图 B4-7-4）。

具体见附表 4-7-3。

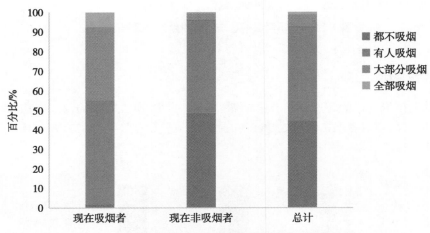

图 B4-7-4　不同吸烟状态的高中生好朋友吸烟的比例

5 主要发现与建议

5.1 主要发现

（1）**与 2014 年相比，初中学生尝试吸卷烟和现在吸卷烟比例显著下降。**2019 年初中学生尝试吸卷烟的比例为 12.9%，与 2014 年相比，下降 5%；初中学生现在吸卷烟的比例为 3.9%，与 2014 年相比，下降 2%，提示过去 5 年我国初中学生尝试吸卷烟和现在吸卷烟比例出现明显下降。

（2）**与 2014 年相比，初中学生听说过电子烟和现在使用电子烟的比例大幅上升。我国在校中学生电子烟知晓率和使用率远超成人水平。**2019 年初中学生听说过电子烟的比例为 69.9%，与 2014 年相比，上升 24.9%；初中学生现在电子烟使用率为 2.7%，与 2014 年相比，上升 1.5%。此外，本次调查结果显示，初中、普通高中和职业学校学生电子烟知晓率分别为 69.9%、87.3% 和 87.0%；使用过电子烟的比例分别为 10.2%、13.5% 和 20.5%；现在使用电子烟的比例分别为 2.7%、2.2% 和 4.5%。2018 年成人烟草调查结果显示，我国 15 岁及以上人群电子烟知晓率为 48.5%，使用过电子烟的比例为 5.0%，现在使用电子烟的比例为 0.9%。这些结果提示当前我国在校中学生电子烟知晓和使用率均远超成人水平，尤其是职业学校学生。

（3）**高中学生尝试吸卷烟、现在吸卷烟和使用电子烟的比例明显高于初中学生，尤其是职业学校学生。**2019 年高中学生尝试吸卷烟、现在吸卷烟、使用电子烟，以及现在使用卷烟或电子烟的比例分别为 24.5%、8.6%、3.0% 和 9.9%，远高于初中学生。其中，职业学校学生该比例高于普通高中学生，分别为 30.3%、14.7%、4.5% 和 16.3%，职业学校男生该比例甚至高达 43.2%、23.3%、4.7% 和 25.8%，提示职业学校应该成为今后控烟工作的重点之一。

（4）**不同地区在校中学生尝试吸卷烟、现在吸卷烟以及使用电子烟的比例存在差异。**我国大陆 31 个省（自治区、直辖市）在校初中学生尝试吸卷烟、现在吸卷烟以及使用电子烟的比例最高为 28.7%、12.6% 和 11.7%，最低为 2.9%、0.6% 和 0.6%；在校高中学生该比例最高为 41.1%、22.3% 和 9.4%，最低为 10.1%、2.7% 和 1.3%。西南地区的在校初中学生卷烟和电子烟使用普遍高于其他地区，西南地区和东北地区的在校高中学生卷烟和电子烟使用普遍高于其他地区。这些结果提示我国大陆 31 个省（自治区、直辖市）在校学生尝试吸卷烟、现在吸卷烟以及使用电子烟的比例存在很大差异。

（5）**与 2014 年相比，初中学生二手烟暴露比例有所下降，但我国在校中学生二手烟暴露情况仍较为严重。**与 2014 年相比，2019 年初中学生过去 7 天内，在家、室内公共场所、室外工作场所和公共交通工具看到有人吸烟的比例均发生了较为明显的下降，在这四类场所看到有人吸烟的比例下降 9.7%，但仍高达 63.2%。此外，普通高中学生和职业学校学生在这四类场所看到有人吸烟的比例均高于初中学生，分别为 72.0% 和 67.3%。这些结果提示我国在校中学生二手烟暴露情况仍较为严重。

（6）**学校控烟工作取得进展，但违规吸烟现象仍很严重。**教育部 2014 年发布《关于在全国各级各类学校禁烟有关事项的通知》，明确提出"凡进入中小学、中职学校、幼儿园，任何人、任何地点、任何时间一律不准吸烟""加强吸烟有害宣传教育""建立禁烟工作长效机制"等一系列积极措施。2014—2019 年，初中学生看到校园内有人吸烟的比例、看到教师在校园内吸烟的比例均有所下降，课堂上学习过烟草使用导致的具体健康危害后果的比例有所上升，提示学校控烟工作取得一定进展。

但是我们也注意到,仍有 54.4% 的初中学生、57.3% 的普通高中学生和 58.6% 的职业学校学生在过去 30 天看到有人在校园内吸烟;42.6% 的初中学生、54.0% 的普通高中学生和 49.6% 的职业学校学生看到教师在校园内吸烟;初中、普通高中和职业学校学生过去 12 个月内在课堂上学习过烟草使用导致的具体健康危害后果的比例仅分别为 58.6%、51.3% 和 60.0%,提示学校控烟工作仍有待进一步加强。

(7) **不向未成年人售烟的法律法规仍未得到有效落实**。虽然《中华人民共和国未成年人保护法》和《烟草专卖法》均有明确规定,禁止向未成年人出售烟酒,但本次调查结果显示,最近一次买烟时没有因为年龄被拒绝的初中学生、普通高中学生和职业学校学生比例分别为 76.5%,87.6% 和 87.6%,提示相关法律并未得到很好的执行和落实。

(8) **我国在校中学生购买的卷烟平均价格高于成人,部分学生购买的卷烟价格低于 5 元**。本次调查结果显示,初中、普通高中、职业学校学生最近一次购买 20 支烟花费在 10 元以上的比例分别为 70.6%、85.3% 和 77.0%。同时,调查发现 7.0% 的初中学生、2.7% 的普通高中学生和 2.3% 的职业学校学生报告自己买的卷烟价格在 5 元以下,甚至还有不到 3 元的卷烟。这些结果提示我国在校中学生购买卷烟的价格中位数高于成人,同时市场仍有极低价格的卷烟可供学生选择。

(9) **诱导学生吸烟的烟草广告和促销活动仍广泛存在,影视剧中的吸烟镜头尚未得到有效控制**。初中、普通高中、职业学校学生在烟草零售点看到过广告和促销的比例,分别为 48.9%、42.0% 和 46.7%;在互联网上看到过烟草广告和促销比例,分别为 23.2%、21.4% 和 27.7%;得到过烟草公司工作人员提供免费烟草产品的比例分别为 2.0%、2.1% 和 2.8%。另外,本次调查结果显示,初中学生在电视、电影或视频录像中看到有人吸烟的比例为 69.5%,与 2014 年相比,未出现明显变化。普通高中和职业学校学生看到吸烟镜头的比例分别为 72.9% 和 77.4%。这些结果提示目前烟草广告、促销还十分猖獗,影视剧中的吸烟镜头也未得到有效的控制,诱导学生吸烟的外部因素仍广泛存在。

(10) **我国在校中学生正确认识吸烟成瘾的比例不足三成**。尼古丁是一种可以使人高度成瘾的物质,一旦成瘾很难戒断。对吸烟成瘾性认识不足,是影响学生开始吸烟的重要因素。然而,本次调查结果显示,我国在校初中、高中和职业学校学生认为开始吸烟后很难戒断的比例仅为 35.0%,25.6% 和 26.2%,提示今后针对学生的控烟宣传教育应强调吸烟高度成瘾,避免轻率尝试。

5.2 建议

2019 年国务院发布了《健康中国行动(2019—2030 年)》,明确提出到 2030 年中国 15 岁以上人群吸烟率降至 20% 以下的目标。减少青少年尝试吸烟,降低青少年吸烟率和电子烟使用率对于该目标的实现具有重要的现实意义。为此,提出以下建议:

(1) **进一步加大学生控烟宣传工作力度**。由国家卫生健康委牵头,中央宣传部、教育部、共青团中央、妇联、国家广电总局等相关部门齐抓共管,加大学生控烟宣传工作力度,在学生中形成拒绝烟草和电子烟的健康风尚。充分发挥学校教育主渠道作用,将吸烟危害相关知识纳入中小学生健康教育课程,特别要强调尼古丁的高致瘾性和烟草导致的具体健康危害后果,以减少学生尝试吸烟和使用电子烟。

(2) **加强学校无烟环境创建工作,任何人不得在校园内吸烟和使用电子烟**。2014 年 1 月,教育部发布《关于在全国各级各类学校禁烟有关事项的通知》,要求凡进入中小学、中职学校、幼儿园,任何人、任何地点、任何时间一律不准吸烟。2019 年 11 月,国家卫生健康委、中央宣传部、教育部等 8 部门联合印发了《关于进一步加强青少年控烟工作的通知》,要求全力推进无烟中小学校建设。建议各级各类学校严格执行教育部相关规定,深入开展无烟学校活动,并将电子烟纳入管理范畴。相关部门加大监督实施力度,确保相关工作落实到位。

(3) **切实做好不向未成年人销售烟草制品和电子烟的管理工作**。我国《未成年人保护法》和《烟草专卖法》均有不向未成年人销售烟草制品的规定。2018 年国家市场监督管理总局和国家烟草专卖局发布关于禁止向未成年人出售电子烟的通告,要求各类市场主体不得向未成年人销售电子烟。建议烟草专卖行政主管部门和各级市场监管部门切实加强对烟草制品和电子烟产品销售市场监管力度,严厉查处违法违规的销售行为,确保商家不向未成年人售卖,未成年人买不到任何烟草制品和电子烟。

(4)**推动无烟立法、倡导无烟家庭,保护学生免受二手烟危害**。学生身体发育尚未完全,更容易受到烟草烟雾的危害。通过无烟立法、倡导无烟环境等方式为学生营造无烟环境,保护学生免受二手烟危害是全社会的共同责任。此外,家庭和社会环境对学生的理念和行为影响不容忽视。无烟环境对于在学生中形成无烟文化理念也有至关重要的影响。

(5)**大幅提高烟草价格,降低学生购买卷烟的能力**。本次调查发现,一方面当前的卷烟市场仍然可以购买到 5 元,甚至 3 元以下的卷烟。另一方面,我国在校学生购买卷烟的平均价格高于成人。因此,建议大幅提高卷烟价格,以降低学生购买卷烟的能力,从而减少学生吸烟。

(6)**严格限制影视剧中的吸烟镜头**。大量研究显示影视剧中明星吸烟镜头极易引发学生效仿,开始吸烟。本次调查发现超七成的学生过去 30 天在影视剧中看到过吸烟镜头。建议一方面在影视剧制作群体中开展控烟宣传,促进无烟影视理念的形成,另一方面出台严格限制影视剧中吸烟镜头的行业规定,并加强电影电视剧播前审查,切实保证规定落实到位。

(7)**禁止任何烟草广告、促销和赞助活动,特别是烟草零售点和互联网**。建议按照 2015 年 9 月颁布的《中华人民共和国广告法》和 2016 年 9 月发布的《互联网广告管理暂行办法》的要求,加大管理处罚力度,特别是烟草零售点和互联网的烟草广告和促销活动,保护学生远离烟草。此外,本次调查发现分支销售的促销方式和烟草业工作人员免费向学生发放烟草制品。建议烟草专卖行政管理部门尽快出台相关政策规定,并加强监管,杜绝烟草促销营销活动。

(8)**针对重点人群和重点地区开展强化的控烟干预**。本次调查发现不同地区的学生尝试吸卷烟、现在吸卷烟和使用电子烟的情况有很大差异,职业中学学生尝试吸卷烟、现在吸卷烟和使用电子烟的情况尤为严重。因此,建议根据各地区具体情况和学生特点,针对性地开展个性化的强化干预项目,提高学生控烟工作成效。

致　谢

感谢财政部中央财政转移支付地方项目的资金支持，为本调查提供了有力的资金保障，使得本调查成为可能。

感谢国家卫生健康委为本次调查提供了强有力的组织保障。感谢教育部、国家统计局对本次调查的大力支持。感谢各地卫生健康部门和教育部门对调查现场组织的支持。

感谢所有参与本调查的省（自治区、直辖市）和监测点的领导和工作人员，为高质量的现场工作付出了艰辛的努力。

感谢调查设计、实施和数据清洗分析过程中的专家们为本调查和报告撰写提供的一系列技术帮助。感谢所有为本调查和报告撰写提供过指导和帮助的专家们。

感谢参与《2019 年中国青少年烟草调查报告》的所有编写人员。

附　录

附录1 指标定义

尝试吸卷烟者：曾经尝试吸过卷烟，即使是一、两口者。

现在吸卷烟者：过去30天内吸过卷烟者。

经常吸卷烟者：过去30天内吸卷烟达到20天或者更多者。

日平均吸烟量：现在吸卷烟者平均每天吸烟支数。

尝试电子烟使用者：曾经尝试使用过电子烟，即使是只尝试一、两次者。

现在电子烟使用者：过去30天内使用过电子烟。

尝试使用卷烟或电子烟者：曾经尝试吸过卷烟或使用过电子烟者。

现在使用卷烟或电子烟者：过去30天内吸过卷烟或使用过电子烟者。

二手烟暴露：过去7天内，在特定场所看到有人吸烟。

附录2 调查问卷

2019年中国青少年烟草流行调查问卷

□□□监测点编码　□□学校编码　□学校类型　□年级　□□个人编码

_____省(市、自治区)_____县(市、区)

学校名称_____

学校类型_____（初中 / 高中 / 职高）

所在年级：_____年级　　　　所在班级：_____班

调查员签名_____　　调查日期_____

质控员签名_____　　质控日期_____

你好！国家卫生健康委正在开展全国青少年吸烟相关行为调查，你被选中参加本次调查。调查采用不记名方式，你的回答结果将严格保密，包括对你的同学、老师和家长。你的参与对我们了解真实的情况非常重要，问题的答案没有对错之分，我们只使用汇总信息，不会使用你个人的信息。调查结果将被作为制定卫生健康相关政策的重要依据。你若同意参加本次调查，请自己填写问卷内容；若不同意参加，可将空白问卷交回。感谢你的配合和支持！

（　）1. 你多大了，请回答周岁？

　　①11岁及以下

　　②12岁

　　③13岁

　　④14 岁
　　⑤15 岁
　　⑥16 岁
　　⑦17 岁
　　⑧18 岁
　　⑨19 岁
　　⑩20 岁及以上

(　　)2. 你的性别　　①男　　②女
(　　)3. 你所在的年级
　　①一年级　　②二年级　　③三年级
(　　)4. 平均在一周内,你有多少可以自己支配的钱(不管你怎么花)?
　　①我通常没有钱
　　②少于或等于 10 元
　　③11～20 元
　　④21～30 元
　　⑤31～40 元
　　⑥41～50 元
　　⑦超过 50 元
(　　)5. 你是否尝试过吸卷烟,即使是一、两口?
　　①是　　②否
(　　)6. 你第一次尝试吸卷烟时的年龄有多大(请回答周岁)?
　　①我从未尝试过吸烟
　　②7 岁或以下
　　③8 岁或 9 岁
　　④10 岁或 11 岁
　　⑤12 岁或 13 岁
　　⑥14 岁或 15 岁
　　⑦16 岁或以上
(　　)7. 在过去 30 天内,你有几天吸过卷烟?
　　①0 天
　　②1～2 天
　　③3～5 天
　　④6～9 天
　　⑤10～19 天
　　⑥20～29 天
　　⑦30 天
(　　)8. 请回忆一下在过去的 30 天里你吸卷烟的那些天。你通常每天吸多少支卷烟?
　　①在过去 30 天里我没有吸过卷烟
　　②每天少于 1 支
　　③每天 1 支
　　④每天 2～5 支
　　⑤每天 6～10 支
　　⑥每天 11～20 支
　　⑦每天吸超过 20 支

（　　）9. 你通常在哪儿吸烟？（**只能选择一个答案**）

　　①我不吸烟

　　②在家

　　③在网吧

　　④在学校

　　⑤在朋友家

　　⑥在社交活动时

　　⑦在餐馆

　　⑧在其他场所

（　　）10. 你是否曾经早晨醒来后就吸烟或者觉得醒来后的第一件事就是想吸烟？

　　①我不吸烟

　　②不，我没有早晨醒来后就吸烟，也没觉得醒来后的第一件事就是想吸烟

　　③是的，我有时候早晨醒来后就吸烟，或者有时觉得醒来后的第一件事就是想吸烟

　　④是的，我总是早晨醒来后就吸烟，或者总是觉得醒来后的第一件事就是想吸烟

（　　）11. 你想现在戒烟吗？

　　①我从不吸烟

　　②我现在不吸烟

　　③是

　　④否

（　　）12. 在**过去 12 个月内**，你是否尝试过戒烟？

　　①我从不吸烟

　　②我过去 12 个月内没有吸过烟

　　③是

　　④否

（　　）13. 你是否接受过帮助你戒烟的帮助或建议（**只能选择一个答案**）

　　①我从不吸烟

　　②是的，来自于有组织的戒烟活动或专业人员

　　③是的，来自于朋友

　　④是的，来自于家人

　　⑤是的，来自于有组织的戒烟活动或专业人员，同时也来自朋友或家人

　　⑥没有

（　　）14. 在**过去 7 天内**，当你在家时，有多少天在你家里有人吸烟？

　　①0 天

　　②1～2 天

　　③3～4 天

　　④5～6 天

　　⑤7 天

（　　）15. 在**过去 7 天内**，当你在任何家庭以外的封闭的公共场所时（如教学楼、会场、体育馆、网吧、商店、餐馆、商场、电影院等），有几天有人在那里吸烟？

　　①0 天

　　②1～2 天

　　③3～4 天

　　④5～6 天

　　⑤7 天

（　）16. 在**过去 7 天内**，当你在任何室外的公共场所时（如操场、人行道、车站、大楼入口、公园等），有几天有人在那里吸烟？

　　①0 天

　　②1～2 天

　　③3～4 天

　　④5～6 天

　　⑤7 天

（　）17. 在**过去 7 天内**，当你乘坐公共交通工具时（如火车、公共汽车或者出租车），有几天有人在那里吸烟？

　　①在过去 7 天内，我没有乘坐过公共交通工具

　　②我乘坐过公共交通工具，但没有人吸烟

　　③1～2 天

　　④3～4 天

　　⑤5～6 天

　　⑥7 天

（　）18. 在过去 30 天内，你是否看到有人在学校的建筑物内或者室外吸烟？

　　①是　　②否

（　）19. 你是否认为别人吸烟产生的烟雾会对你产生危害？

　　①肯定不会　　②可能不会　　③可能会　　④肯定会

（　）20. 在**过去 30 天内**，是否有人因为你的年龄而拒绝卖给你卷烟？

　　①在过去 30 天内，我没有买过卷烟

　　②是，有人因为我的年龄而拒绝卖给我卷烟

　　③否，没有人因为我的年龄而拒绝卖给我卷烟

（　）21. 在**过去 30 天内**，你最后一次购买卷烟给自己吸是以怎样的形式购买的？

　　①在过去 30 天内，我没有买过卷烟

　　②我是按盒买的

　　③我是按支买的

　　④我是按条买的

　　⑤我买了烟丝自己卷的

（　）22. 在过去 30 天内，你最后一次买来给自己吸的卷烟多少钱一包（每包 20 支）？

　　①在过去 30 天内，我没有买过卷烟

　　②不到 3 元

　　③3～5 元

　　④6～10 元

　　⑤11～20 元

　　⑥21 元及以上

　　⑦不知道

（　）23. 在**过去 30 天内**，你是否在电视、广播、互联网、户外广告牌、海报、报纸、杂志或电影上，听到或看到过控烟的信息？

　　①是　　②否

（　）24. 在**过去 30 天内**，你是否在电视、录像 / 视频或者电影中看到有人吸烟？

　　①在过去 30 天内，我没有看过电视、录像 / 视频或者电影。

　　②是

　　③否

（　　）25. 在**过去 30 天内**，你是否在烟草零售点看到过烟草产品的广告或者促销（如商店、商场、售货亭等）？

　　①在过去 30 天内，我没有去过任何烟草零售点

　　②是

　　③否

（　　）26. 是否曾经有为烟草公司工作的人给过你免费的烟草产品？

　　①是　　　②否

（　　）27. 在**过去 30 天内**，你是否在互联网上看到过烟草产品的广告 / 视频？

　　①在过去 30 天内，我没用过互联网

　　②是

　　③否

（　　）28. 你的父母吸烟吗？

　　①两个都不吸

　　②两个都吸

　　③只有父亲吸

　　④只有母亲吸

　　⑤不知道

（　　）29. 你的好朋友中是否有人吸烟？

　　①没人吸

　　②有一些吸

　　③大多数吸

　　④全部吸

（　　）30. 你认为吸烟使年轻人看起来更有吸引力还是相反？

　　①更有吸引力

　　②减少吸引力

　　③与不吸烟者相比没差别

（　　）31. 在**过去 12 个月内**，是否有人在课堂上教过你们关于烟草使用的后果，如吸烟会导致牙齿发黄、皮肤皱纹或者味道难闻？

　　①是　　　②否　　　③不知道

（　　）32. 在校期间，你一般多久会看到老师在校园内（包括室内和室外区域）吸烟？

　　①几乎每天　　　②有时　　　③从未见过　　　④不知道

（　　）33. 如果你的好朋友给你烟，你会使用它吗？

　　①肯定不会　　　②可能不会　　　③可能会　　　④肯定会

（　　）34. 在**未来的 12 个月内**，你认为自己会使用某种烟草产品吗？

　　①肯定不会　　　②可能不会　　　③可能会　　　④肯定会

（　　）35. 一旦有人已经开始吸烟，你认为会很难戒掉吗？

　　①肯定不难　　　②可能不难　　　③可能难　　　④肯定难

（　　）36. 在庆祝、派对或其他社交聚会的场合，你认为吸烟会让人感到更舒服，还是更不舒服？

　　①更舒服

　　②更不舒服

　　③吸不吸烟没有差别

（　　）37. 你同意还是不同意下面的说法："我认为我可能会喜欢吸卷烟"。

　　①我现在吸卷烟

　　②非常同意

　　③同意

　　④反对

　　⑤非常反对

（　）38. 你听说过电子烟吗？

　　①是　　②否

（　）39. 你是否使用过电子烟？（即使只尝试过一两次也算使用过）

　　①是　　②否

（　）40. 在过去 30 天内，你有几天使用过电子烟？

　　①0 天

　　②1～2 天

　　③3～5 天

　　④6～9 天

　　⑤10～19 天

　　⑥20～29 天

　　⑦30 天

（　）41. 请回想一下，你经常使用的电子烟，是否含有尼古丁？

　　①我没有使用过电子烟

　　②不含尼古丁

　　③含尼古丁

　　④我不知道是否含尼古丁

（　）42. 如果你吸卷烟，也使用电子烟，那么你开始是先吸卷烟的，还是先使用电子烟的？

　　①烟　　②电子烟　　③只吸过一种　　④两种都不没吸过

（　）43. 如果你的好朋友给你电子烟，你会使用吗？

　　①肯定不会　　②可能不会　　③可能会　　④肯定会　　⑤我不知道

（　）44. 在未来 12 个月，你认为自己有可能使用电子烟吗？

　　①肯定不会　　②可能不会　　③可能会　　④肯定会　　⑤我不知道

（　）45. 在过去 30 天内，你是否在下列地方看到过电子烟的广告或者其相关产品的广告（如电子烟烟油）？【可多选】

　　①我没有看到过

　　②电子烟体验店或者电子烟零售店

　　③商店、超市、便利店、杂货店

　　④报纸杂志

　　⑤电视

　　⑥广播

　　⑦户外广告牌

　　⑧网站（如：淘宝、京东等）

　　⑨网络社交媒体（如：微信、QQ、微博等）

　　⑩体育赛事、文艺演出等社会活动

感谢你参加本次调查！

附　表

附表 3-1　样本量(未加权)和应答率

	合计	城市	农村
初中			
学校			
抽中的学校数 / 所	1 024	563	461
参加调查的学校数 / 所	1 024	563	461
学校应答率 /%	100	100	100
班级			
抽中的班级数 / 个	3 065	1 685	1 380
参加调查的班级数 / 个	3 065	1 685	1 380
班级应答率 /%	100	100	100
学生			
抽中的学生数 / 人	154 287	80 310	73 977
参加调查的学生数 / 人	147 270	77 317	69 953
学生应答率 /%	95.5	96.3	94.6
高中			
学校			
抽中的学校数 / 所	974	543	431
参加调查的学校数 / 所	974	543	431
学校应答率 /%	100	100	100
班级			
抽中的班级数 / 个	2 846	1 586	1 260
参加调查的班级数 / 个	2 846	1 586	1 260
班级应答率 /%	100	100	100
学生			
抽中的学生数 / 人	149 764	80 008	69 756
参加调查的学生数 / 人	140 922	75 737	65 185
学生应答率 /%	94.1	94.7	93.4

附表 3-2　分性别、年级和城乡的参加调查学生数

人口学特征	加权		样本人数／人
	加权百分率（95% 置信区间）/%	人数／人	
初中			
总计		46 530 426	147 270
性别			
男生	53.5（53.1～54.0）	24 904 603	76 492
女生	46.5（46.0～46.9）	21 625 823	70 778
年级			
初一	34.8（34.2～35.3）	16 182 696	49 187
初二	33.5（33.1～33.9）	15 586 787	49 774
初三	31.7（31.2～32.3）	14 760 943	48 309
城乡			
城市	36.3（34.1～38.5）	16 886 282	77 317
农村	63.7（61.5～65.9）	29 644 144	69 953
高中			
总计		35 737 772	140 922
性别			
男生	51.6（50.1～53.0）	18 426 864	68 753
女生	48.4（47.0～49.9）	17 310 908	72 169
普高	66.5（63.6～69.3）	23 755 073	106 432
普高一	22.2（21.1～23.3）	7 934 209	36 320
普高二	22.1（21.1～23.1）	7 910 182	35 560
普高三	22.1（21.1～23.2）	7 910 682	34 552
职高	33.5（30.7～36.4）	11 982 699	34 490
职高一	12.0（10.6～13.4）	4 277 682	12 984
职高二	11.0（9.8～12.3）	3 938 177	12 450
职高三	10.5（8.9～12.1）	3 766 839	9 056
城乡			
城市	40.4（37.2～43.7）	14 447 982	75 737
农村	59.6（56.3～62.8）	21 289 790	65 185

附表 3-2a　各省（自治区、直辖市）参加调查学生数

省（自治区、直辖市）	加权		样本人数/人	加权		样本人数/人	加权		样本人数/人
	百分率（95% 置信区间）/%	人数/人		百分率（95% 置信区间）/%	人数/人		百分率（95% 置信区间）/%	人数/人	
	初中			普高			职高		
北京	0.3（0.2～0.5）	278 971	5 371	0.2（0.1～0.3）	155 478	3 744	0.1（0.0～0.1）	62 299	1 417
天津	0.3（0.2～0.5）	280 205	3 790	0.2（0.1～0.3）	159 889	2 545	0.1（0.0～0.2）	90 666	1 233
河北	3.4（3.0～3.9）	2 831 535	6 954	1.6（1.4～1.9）	1 334 876	4 749	0.9（0.5～1.3）	724 282	2 136
山西	1.4（0.9～1.9）	1 137 656	4 187	0.8（0.4～1.3）	679 268	2 629	0.4（0.0～0.7）	302 107	1 124
内蒙古	0.8（0.7～0.9）	636 615	4 185	0.5（0.4～0.6）	421 384	2 880	0.2（0.0～0.4）	181 488	534
辽宁	1.2（1.0～1.4）	985 317	3 729	0.7（0.5～0.9）	608 554	3 017	0.3（0.1～0.6）	286 095	636
吉林	0.8（0.7～0.9）	660 782	4 464	0.5（0.4～0.5）	407 168	3 095	0.1（0.1～0.2）	116 846	1 386
黑龙江	1.1（0.9～1.3）	932 812	4 100	0.7（0.4～0.9）	548 421	3 333	0.2（0.0～0.4）	180 400	658
上海	0.5（0.4～0.7）	432 531	3 108	0.2（0.1～0.3）	158 181	2 201	0.1（0.1～0.2）	102 575	869
江苏	2.8（2.2～3.3）	2 277 035	6 352	1.2（1.0～1.4）	989 070	4 303	0.7（0.5～0.9）	603 940	1 755
浙江	2.0（1.7～2.2）	1 614 623	3 964	0.9（0.6～1.2）	769 236	2 597	0.6（0.4～0.8）	526 120	1 102
安徽	2.5（2.0～3.1）	2 091 690	4 675	1.3（1.0～1.6）	1 074 716	3 612	0.9（0.5～1.3）	748 772	1 626
福建	1.6（1.3～1.8）	1 287 133	4 473	0.8（0.6～0.9）	633 906	2 823	0.4（0.2～0.6）	335 832	1 206
江西	2.5（2.2～2.8）	2 069 873	4 609	1.2（1.1～1.4）	1 008 384	3 647	0.4（0.3～0.6）	355 042	1 069
山东	4.2（3.2～5.2）	3 457 221	4 108	2.0（1.5～2.5）	1 642 050	2 844	0.9（0.0～1.9）	750 142	576
河南	5.5（4.7～6.2）	4 504 647	16 100	2.5（2.2～2.9）	2 094 930	12 191	1.3（0.7～1.8）	1 041 171	3 376
湖北	1.9（1.5～2.3）	1 587 044	4 521	1.0（0.8～1.2）	823 519	3 286	0.4（0.3～0.6）	366 387	1 160
湖南	2.9（1.7～4.2）	2 404 647	4 235	1.4（1.2～1.7）	1 175 466	3 098	0.8（0.5～1.1）	654 166	1 193
广东	4.5（3.9～5.2）	3 724 667	4 329	2.2（1.6～2.9）	1 837 141	3 329	1.1（0.3～1.8）	865 829	1 202
广西	2.6（2.1～3.1）	2 126 276	4 638	1.3（0.8～1.7）	1 035 827	3 966	0.8（0.3～1.3）	675 655	736
海南	0.4（0.4～0.5）	352 801	4 044	0.2（0.2～0.2）	170 078	3 253	0.1（0.0～0.2）	93 209	475
重庆	1.3（1.1～1.5）	1 045 616	4 760	0.7（0.6～0.8）	607 678	3 189	0.4（0.2～0.5）	299 309	1 422
四川	3.2（2.3～4.0）	2 618 120	4 652	1.7（1.4～2.0）	1 389 515	3 135	1.0（0.5～1.5）	820 060	1 110
贵州	2.2（1.7～2.7）	1 808 436	4 168	1.2（0.9～1.6）	1 007 791	3 201	0.6（0.4～0.8）	455 462	803
云南	2.3（1.8～2.8）	1 861 533	4 295	1.1（0.8～1.3）	864 850	3 143	0.6（0.3～0.9）	505 415	1 253
西藏	0.2（0.1～0.2）	129 405	3 370	0.1（0.0～0.1）	61 702	1 941	0.0（0.0～0.1）	22 817	526
陕西	1.3（1.1～1.6）	1 085 454	4 096	0.9（0.7～1.1）	722 663	2 620	0.3（0.2～0.4）	233 336	949
甘肃	1.1（0.9～1.2）	870 014	4 151	0.7（0.5～0.8）	549 305	3 062	0.2（0.1～0.3）	187 550	1 031
青海	0.3（0.2～0.4）	222 833	3 525	0.2（0.1～0.2）	126 705	2 979	0.1（0.0～0.2）	69 513	406
宁夏	0.4（0.3～0.4）	290 451	4 265	0.2（0.1～0.2）	147 599	3 077	0.1（0.1～0.1）	72 556	1 059
新疆	1.1（0.8～1.4）	924 483	4 052	0.7（0.4～1.0）	549 723	2 943	0.3（0.0～0.6）	253 657	462

附表 3-2b　各省（自治区、直辖市）分性别、年级和城乡的参加调查初中学生数　　　　单位：人

省（自治区、直辖市）	性别		年级			城乡		合计
	男生	女生	初一	初二	初三	城市	农村	
总计	76 492	70 778	49 187	49 774	48 309	773 17	69 953	147 270
北京	2 820	2 551	1 863	1 759	1 749	5 371	—	5 371
天津	1 970	1 820	1 380	1 263	1 147	3 790	—	3 790
河北	3 542	3 412	2 290	2 449	2 215	3 051	3 903	6 954
山西	2 123	2 064	1 350	1 411	1 426	1 641	2 546	4 187
内蒙古	2 119	2 066	1 407	1 384	1 394	2 348	1 837	4 185
辽宁	1 956	1 773	1 284	1 237	1 208	1 718	2 011	3 729
吉林	2 283	2 181	1 472	1 526	1 466	1 676	2 788	4 464
黑龙江	2 070	2 030	1 379	1 330	1 391	2 040	2 060	4 100
上海	1 631	1 477	1 067	989	1 052	3 108	—	3 108
江苏	3 543	2 809	2 168	2 108	2 076	3 492	2 860	6 352
浙江	2 110	1 854	1 363	1 329	1 272	1 928	2 036	3 964
安徽	2 565	2 110	1 558	1 568	1 549	1 839	2 836	4 675
福建	2 343	2 130	1 486	1 489	1 498	1 778	2 695	4 473
江西	2 503	2 106	1 458	1 603	1 548	3 215	1 394	4 609
山东	2 149	1 959	1 387	1 420	1 301	2 038	2 070	4 108
河南	8 418	7 682	5 147	5 559	5 394	4 875	11 225	16 100
湖北	2 429	2 092	1 572	1 538	1 411	2 116	2 405	4 521
湖南	2 193	2 042	1 418	1 392	1 425	2 543	1 692	4 235
广东	2 230	2 099	1 438	1 452	1 439	2 994	1 335	4 329
广西	2 402	2 236	1 546	1 578	1 514	2 706	1 932	4 638
海南	2 091	1 953	1 345	1 342	1 357	2 001	2 043	4 044
重庆	2 494	2 266	1 581	1 601	1 578	3 373	1 387	4 760
四川	2 349	2 303	1 549	1 586	1 517	2 356	2 296	4 652
贵州	2 127	2 041	1 360	1 442	1 366	2 138	2 030	4 168
云南	2 078	2 217	1 438	1 431	1 426	2 506	1 789	4 295
西藏	1 669	1 701	1 038	1 177	1 155	542	2 828	3 370
陕西	2 162	1 934	1 405	1 384	1 307	2 112	1 984	4 096
甘肃	2 190	1 961	1 355	1 442	1 354	2 118	2 033	4 151
青海	1 738	1 787	1 175	1 198	1 152	1 680	1 845	3 525
宁夏	2 187	2 078	1 489	1 446	1 330	2 110	2 155	4 265
新疆	2 008	2 044	1 419	1 341	1 292	2 114	1 938	4 052

附表 3-2c　各省（自治区、直辖市）分性别、年级和城乡的参加调查高中学生数　　　　单位：人

省（自治区、直辖市）	性别		普高				职高				城乡		合计
	男生	女生	小计	普高一	普高二	普高三	小计	职高一	职高二	职高三	城市	农村	
总计	68 753	72 169	106 432	36 320	35 560	34 552	34 490	12 984	12 450	9 056	75 737	65 185	140 922
北京	2 624	2 537	3 744	1 258	1 285	1 201	1 417	520	484	413	5 161	—	5 161
天津	1 706	2 072	2 545	870	843	832	1 233	554	587	92	3 778	—	3 778
河北	3 540	3 345	4 749	1 640	1 611	1 498	2 136	1 046	894	196	2 972	3 913	6 885
山西	1 775	1 978	2 629	864	936	829	1 124	396	385	343	1 505	2 248	3 753
内蒙古	1 747	1 667	2 880	993	925	962	534	199	190	145	2 019	1 395	3 414
辽宁	1 744	1 909	3 017	1 041	990	986	636	208	211	217	1 861	1 792	3 653
吉林	2 086	2 395	3 095	1 066	1 031	998	1 386	484	437	465	1 665	2 816	4 481
黑龙江	2 089	1 902	3 333	1 184	1 080	1 069	658	222	308	128	1 883	2 108	3 991
上海	1 503	1 567	2 201	756	747	698	869	307	314	248	3 070	—	3 070
江苏	3 376	2 682	4 303	1 519	1 401	1 383	1 755	645	589	521	3 417	2 641	6 058
浙江	1 772	1 927	2 597	863	891	843	1 102	380	350	372	1 784	1 915	3 699
安徽	2 654	2 584	3 612	1 219	1 190	1 203	1 626	573	542	511	1 938	3 300	5 238
福建	1 828	2 201	2 823	1 005	925	893	1 206	437	507	262	1 656	2 373	4 029
江西	2 490	2 226	3 647	1 186	1 234	1 227	1 069	388	354	327	3 258	1 458	4 716
山东	1 666	1 754	2 844	1 010	930	904	576	189	225	162	1 514	1 906	3 420
河南	7 421	8 146	12 191	4 238	4 095	3 858	3 376	1 259	1 157	960	4 208	11 359	15 567
湖北	2 457	1 989	3 286	1 151	1 067	1 068	1 160	458	330	372	2 215	2 231	4 446
湖南	2 151	2 140	3 098	1 137	1 023	938	1 193	454	400	339	2 457	1 834	4 291
广东	2 459	2 072	3 329	1 153	1 059	1 117	1 202	417	466	319	3 218	1 313	4 531
广西	2 128	2 574	3 966	1 358	1 313	1 295	736	279	357	100	2 917	1 785	4 702
海南	1 765	1 963	3 253	1 127	1 056	1 070	475	210	164	101	2 018	1 710	3 728
重庆	2 377	2 234	3 189	1 068	1 094	1 027	1 422	467	464	491	3 148	1 463	4 611
四川	2 022	2 223	3 135	1 079	1 060	996	1 110	406	329	375	1 902	2 343	4 245
贵州	1 635	2 369	3 201	1 008	1 180	1 013	803	310	300	193	2 103	1 901	4 004
云南	1 940	2 456	3 143	1 079	1 091	973	1 253	462	452	339	2 644	1 752	4 396
西藏	1 133	1 334	1 941	659	601	681	526	192	169	165	2 016	451	2 467
陕西	1 628	1 941	2 620	854	868	898	949	386	342	221	1 781	1 788	3 569
甘肃	2 044	2 049	3 062	1 009	1 014	1 039	1 031	355	385	291	2 083	2 010	4 093
青海	1 613	1 772	2 979	976	979	1 024	406	174	127	105	1 619	1 766	3 385
宁夏	1 839	2 297	3 077	1 048	1 038	991	1 059	418	468	173	2 207	1 929	4 136
新疆	1 541	1 864	2 943	902	1 003	1 038	462	189	163	110	1 720	1 685	3 405

附表 4-1-1　中学生尝试吸卷烟率　　　　　　　　　　　单位：%

学校类型	人口学特征	合计	男生	女生
总计	合计	17.9（17.1～18.8）	26.0（24.8～27.3）	9.1（8.5～9.7）
	城市	15.1（14.0～16.3）	21.5（19.8～23.2）	8.1（7.5～8.7）
	农村	19.7（18.5～20.9）	28.9（27.1～30.6）	9.7（8.8～10.6）
初中	合计	12.9（12.0～13.9）	17.9（16.6～19.2）	7.2（6.5～7.9）
	年级			
	初一	8.1（7.2～9.0）	11.2（10.0～12.5）	4.6（3.8～5.3）
	初二	13.5（12.3～14.7）	18.0（16.5～19.6）	8.3（7.1～9.5）
	初三	17.6（16.2～19.0）	25.1（23.1～27.1）	9.1（8.1～10.1）
	城乡			
	城市	9.0（8.1～9.9）	12.1（10.9～13.4）	5.3（4.7～5.9）
	农村	15.2（13.9～16.6）	21.2（19.3～23.1）	8.3（7.3～9.4）
高中	合计	24.5（23.3～25.7）	37.0（35.4～38.7）	11.3（10.5～12.2）
	普高	21.6（20.4～22.8）	33.6（31.9～35.2）	10.2（9.4～11.0）
	普高一	20.0（18.5～21.4）	30.5（28.3～32.6）	9.8（8.8～10.9）
	普高二	21.7（20.3～23.0）	33.2（31.2～35.1）	10.7（9.6～11.8）
	普高三	23.3（21.7～24.9）	37.1（34.8～39.3）	10.1（9.0～11.1）
	职高	30.3（27.7～32.9）	43.2（39.7～46.6）	14.0（12.3～15.7）
	职高一	30.8（27.3～34.4）	43.2（37.9～48.5）	14.7（12.4～17.0）
	职高二	30.2（26.3～34.1）	42.9（37.9～47.9）	14.2（11.6～16.9）
	职高三	29.7（26.3～33.1）	43.5（38.5～48.4）	13.0（10.9～15.0）
	城乡			
	城市	22.4（20.5～24.3）	32.8（30.0～35.7）	11.2（10.2～12.2）
	农村	26.0（24.4～27.5）	40.0（38.0～42.0）	11.4（10.3～12.6）

附表 4-1-2　中学生现在吸卷烟率　　　　　　　　　　　单位：%

学校类型	人口学特征	合计	男生	女生
总计	合计	5.9（5.5～6.4）	9.6（8.8～10.4）	1.9（1.7～2.1）
	城市	5.0（4.2～5.8）	8.0（6.7～9.3）	1.6（1.4～1.9）
	农村	6.5（5.9～7.2）	10.6（9.6～11.6）	2.1（1.8～2.4）
初中	合计	3.9（3.4～4.4）	5.8（5.0～6.5）	1.8（1.5～2.1）
	年级			
	初一	2.2（1.7～2.7）	3.0（2.3～3.6）	1.2（0.8～1.7）
	初二	4.2（3.4～4.9）	5.8（4.7～6.9）	2.3（1.7～2.8）
	初三	5.5（4.8～6.3）	8.8（7.6～9.9）	1.8（1.5～2.2）
	城乡			
	城市	2.3（1.9～2.6）	3.2（2.7～3.8）	1.1（0.9～1.3）
	农村	4.8（4.1～5.6）	7.2（6.1～8.4）	2.1（1.7～2.6）

续表

学校类型	人口学特征	合计	男生	女生
	合计	8.6（7.8～9.4）	14.8（13.5～16.1）	2.0（1.8～2.3）
	普高	5.6（5.1～6.1）	10.0（9.1～10.8）	1.4（1.1～1.6）
	普高一	4.7（4.1～5.3）	8.1（7.1～9.1）	1.4（1.1～1.7）
	普高二	6.1（5.4～6.8）	10.7（9.5～12.0）	1.6（1.3～1.9）
	普高三	5.9（5.2～6.7）	11.0（9.7～12.3）	1.0（0.7～1.3）
高中	职高	14.7（12.7～16.6）	23.3（20.3～26.3）	3.7（2.9～4.4）
	职高一	15.8（13.0～18.5）	24.5（20.1～28.9）	4.3（3.3～5.3）
	职高二	14.6（12.0～17.1）	23.1（19.4～26.8）	3.7（2.7～4.8）
	职高三	13.5（10.6～16.4）	22.2（17.5～26.9）	2.9（1.8～3.9）
	城乡			
	城市	8.2（6.7～9.7）	13.8（11.2～16.3）	2.2（1.8～2.6）
	农村	8.9（8.1～9.7）	15.6（14.2～16.9）	2.0（1.6～2.3）

附表 4-1-3　中学生过去 30 天内吸卷烟的频率分布　　　　　　　　　　单位：%

学校类型	人口学特征	0 天	1～2 天	3～5 天	6～9 天	10～19 天	20～29 天	30 天	合计
	合计	94.1（93.6～94.5）	1.8（1.6～1.9）	0.8（0.7～0.9）	0.7（0.6～0.8）	0.9（0.7～1.0）	0.6（0.5～0.6）	1.2（1.1～1.4）	100.0
	性别								
	男生	90.4（89.6～91.2）	2.6（2.4～2.8）	1.3（1.1～1.4）	1.1（1.0～1.3）	1.4（1.3～1.6）	1.0（0.9～1.1）	2.2（1.9～2.5）	100.0
总计	女生	98.1（97.9～98.3）	0.9（0.8～1.0）	0.3（0.3～0.3）	0.2（0.2～0.2）	0.2（0.1～0.2）	0.1（0.1～0.1）	0.2（0.1～0.2）	100.0
	城乡								
	城市	95.0（94.2～95.8）	1.3（1.1～1.5）	0.7（0.6～0.8）	0.6（0.5～0.8）	0.6（0.5～0.7）	0.5（0.4～0.6）	1.2（0.9～1.5）	100.0
	农村	93.5（92.8～94.1）	2.1（1.9～2.3）	0.9（0.8～1.0）	0.7（0.6～0.8）	1.0（0.8～1.2）	0.6（0.5～0.7）	1.2（1.1～1.4）	100.0
	合计	96.1（95.6～96.6）	1.6（1.4～1.8）	0.6（0.5～0.7）	0.4（0.4～0.5）	0.5（0.4～0.6）	0.2（0.2～0.3）	0.5（0.4～0.6）	100.0
	性别								
	男生	94.2（93.5～95.0）	2.1（1.9～2.4）	0.9（0.7～1.0）	0.7（0.5～0.8）	0.8（0.6～1.0）	0.4（0.3～0.5）	0.9（0.7～1.0）	100.0
	女生	98.2（97.9～98.5）	1.0（0.8～1.1）	0.3（0.2～0.3）	0.2（0.1～0.2）	0.2（0.1～0.3）	0.0（0.0～0.1）	0.1（0.1～0.2）	100.0
	年级								
初中	初一	97.8（97.3～98.3）	1.2（0.9～1.4）	0.3（0.2～0.4）	0.2（0.1～0.2）	0.2（0.1～0.4）	0.1（0.0～0.1）	0.2（0.1～0.3）	100.0
	初二	95.8（95.1～96.6）	1.8（1.5～2.1）	0.7（0.5～0.9）	0.5（0.4～0.7）	0.5（0.4～0.6）	0.2（0.1～0.3）	0.4（0.3～0.6）	100.0
	初三	94.5（93.7～95.2）	1.9（1.6～2.1）	0.7（0.6～0.8）	0.6（0.5～0.8）	0.9（0.7～1.0）	0.5（0.3～0.6）	1.0（0.8～1.2）	100.0
	城乡								
	城市	97.7（97.4～98.1）	0.9（0.8～1.1）	0.4（0.3～0.4）	0.3（0.2～0.3）	0.2（0.2～0.3）	0.2（0.1～0.2）	0.3（0.2～0.4）	100.0
	农村	95.2（94.4～95.9）	2.0（1.7～2.3）	0.7（0.6～0.8）	0.5（0.4～0.7）	0.7（0.5～0.9）	0.3（0.2～0.4）	0.6（0.5～0.8）	100.0

续表

学校类型	人口学特征	0 天	1~2 天	3~5 天	6~9 天	10~19 天	20~29 天	30 天	合计
	合计	91.4(90.6~92.2)	2.0(1.8~2.2)	1.1(1.0~1.3)	1.0(0.9~1.2)	1.3(1.2~1.4)	1.0(0.9~1.1)	2.1(1.8~2.5)	100.0
	性别								
	男生	85.2(83.9~86.5)	3.2(2.9~3.5)	1.8(1.6~2.1)	1.8(1.5~2.0)	2.3(2.1~2.6)	1.8(1.5~2.0)	3.9(3.3~4.6)	100.0
	女生	98.0(97.7~98.2)	0.8(0.7~1.0)	0.4(0.3~0.4)	0.2(0.2~0.3)	0.2(0.1~0.3)	0.2(0.1~0.2)	0.3(0.2~0.3)	100.0
	普高	94.4(93.9~94.9)	1.5(1.3~1.7)	0.8(0.7~1.0)	0.6(0.5~0.7)	0.8(0.7~1.0)	0.6(0.5~0.7)	1.2(1.0~1.3)	100.0
	普高一	95.3(94.7~95.9)	1.4(1.2~1.6)	0.9(0.7~1.0)	0.6(0.4~0.7)	0.6(0.5~0.7)	0.5(0.3~0.6)	0.8(0.6~1.0)	100.0
	普高二	93.9(93.2~94.6)	1.6(1.3~1.8)	0.8(0.7~1.0)	0.7(0.6~0.8)	1.0(0.8~1.2)	0.6(0.6~0.9)	1.2(1.0~1.4)	100.0
高中	普高三	94.1(93.3~94.8)	1.6(1.3~1.9)	0.8(0.6~1.0)	0.7(0.5~0.8)	1.0(0.8~1.1)	0.5(0.4~0.7)	1.4(1.1~1.7)	100.0
	职高	85.3(83.4~87.3)	3.1(2.6~3.6)	1.7(1.4~2.0)	1.8(1.5~2.1)	2.2(1.8~2.5)	1.8(1.4~2.1)	4.1(3.2~5.0)	100.0
	职高一	84.2(81.5~87.0)	3.3(2.7~4.0)	2.3(1.8~2.8)	1.9(1.3~2.4)	2.4(1.7~3.1)	1.6(1.2~2.0)	4.3(2.7~5.9)	100.0
	职高二	85.4(82.9~88.0)	3.2(2.5~3.9)	1.6(1.2~2.0)	1.7(1.3~2.1)	2.0(1.5~2.4)	1.7(1.3~2.2)	4.4(3.3~5.5)	100.0
	职高三	86.5(83.6~89.4)	2.7(1.8~3.6)	1.1(0.6~1.6)	1.9(1.3~2.4)	2.2(1.6~2.8)	2.0(1.4~2.7)	3.6(2.5~4.8)	100.0
	城乡								
	城市	91.8(90.3~93.3)	1.8(1.4~2.2)	1.1(0.8~1.3)	1.1(0.8~1.3)	1.1(0.9~1.3)	0.9(0.7~1.2)	2.3(1.6~2.9)	100.0
	农村	91.1(90.3~91.9)	2.2(2.0~2.4)	1.2(1.0~1.3)	1.0(0.9~1.1)	1.5(1.3~1.6)	1.0(0.9~1.2)	2.1(1.7~2.4)	100.0

附表 4-1-4　现在吸卷烟的中学生过去 30 天内每天吸卷烟数量分布　　　　单位：%

学校类型	人口学特征	少于 1 支	1 支	2~5 支	6~10 支	11~20 支	超过 20 支	合计
	合计	25.8(24.1~27.5)	16.7(15.6~17.7)	38.4(37.0~39.9)	11.3(10.1~12.5)	4.3(3.6~4.9)	3.5(2.8~4.1)	100.0
	性别							
	男生	23.6(21.8~25.4)	16.0(14.8~17.2)	39.8(38.2~41.5)	12.4(11.1~13.8)	4.7(3.9~5.4)	3.5(2.8~4.1)	100.0
总计	女生	38.3(35.0~41.6)	20.4(18.2~22.5)	30.8(27.9~33.8)	5.0(3.6~6.4)	2.1(1.3~2.8)	3.5(2.3~4.6)	100.0
	城乡							
	城市	22.5(19.5~25.4)	15.3(13.7~16.8)	38.8(36.3~41.2)	13.4(10.8~15.9)	6.1(4.7~7.6)	4.0(2.8~5.2)	100.0
	农村	27.4(25.5~29.4)	17.3(16.0~18.7)	38.3(36.5~40.1)	10.3(9.1~11.6)	3.4(2.9~3.9)	3.2(2.5~3.9)	100.0
	合计	34.5(31.5~37.4)	18.6(16.7~20.6)	32.9(31.2~34.6)	7.8(6.2~9.5)	2.5(1.8~3.2)	3.7(2.6~4.8)	100.0
	性别							
	男生	32.1(29.1~35.1)	18.0(15.9~20.2)	34.5(32.5~36.5)	8.8(7.0~10.6)	2.7(1.9~3.5)	3.8(2.7~5.0)	100.0
	女生	43.2(38.5~47.9)	20.8(17.5~24.2)	26.8(23.2~30.4)	4.2(2.4~6.1)	1.7(0.7~2.7)	3.2(1.4~5.0)	100.0
	年级							
初中	初一	40.2(33.4~47.0)	23.0(17.5~28.5)	26.8(22.0~31.6)	5.0(3.1~6.9)	1.3(0.1~2.4)	3.7(0.9~6.5)	100.0
	初二	37.1(33.3~40.9)	19.3(16.1~22.5)	31.7(28.8~34.7)	6.7(4.8~8.7)	1.7(0.9~2.5)	3.4(1.8~4.9)	100.0
	初三	29.9(26.9~32.8)	16.2(14.3~18.2)	36.4(33.7~39.1)	9.9(7.5~12.4)	3.7(2.6~4.7)	4.0(2.6~5.4)	100.0
	城乡							
	城市	35.5(31.9~39.0)	17.5(15.5~19.5)	32.8(29.9~35.7)	7.4(5.4~9.3)	3.3(2.3~4.4)	3.5(2.6~4.5)	100.0
	农村	34.2(30.6~37.8)	18.9(16.6~21.3)	32.9(30.9~34.9)	8.0(6.0~9.9)	2.3(1.5~3.1)	3.8(2.4~5.2)	100.0

学校类型	人口学特征	少于1支	1支	2~5支	6~10支	11~20支	超过20支	合计
	合计	20.7(19.0~22.4)	15.5(14.2~16.8)	41.8(39.9~43.6)	13.4(11.9~14.9)	5.3(4.4~6.2)	3.3(2.6~4.0)	100.0
	性别							
	男生	19.1(17.4~20.9)	14.9(13.5~16.4)	42.6(40.6~44.6)	14.4(12.7~16.0)	5.7(4.7~6.7)	3.3(2.5~4.0)	100.0
	女生	32.9(28.5~37.3)	19.9(17.0~22.7)	35.3(31.1~39.4)	5.8(3.7~7.9)	2.5(1.3~3.7)	3.7(2.2~5.2)	100.0
	普高	24.6(22.9~26.3)	18.1(16.4~19.7)	39.6(37.3~41.9)	10.3(9.1~11.5)	3.6(3.0~4.3)	3.7(3.0~4.5)	100.0
	普高一	26.4(23.3~29.5)	18.4(15.6~21.2)	37.3(33.7~41.0)	8.8(6.5~11.1)	4.5(3.0~5.9)	4.6(2.9~6.2)	100.0
	普高二	23.7(21.1~26.2)	17.4(15.3~19.4)	41.7(38.4~45.0)	10.4(8.6~12.2)	3.5(2.5~4.5)	3.4(2.3~4.4)	100.0
高中	普高三	24.1(21.1~27.2)	18.5(15.1~21.9)	39.3(36.1~42.6)	11.5(9.2~13.7)	3.1(2.1~4.1)	3.4(2.2~4.7)	100.0
	职高	17.8(15.5~20.0)	13.6(11.8~15.3)	43.4(40.7~46.1)	15.7(13.4~18.0)	6.6(5.3~8.0)	3.0(1.8~4.1)	100.0
	职高一	17.8(14.2~21.3)	12.6(9.6~15.5)	44.0(39.8~48.2)	16.5(11.8~21.2)	5.2(3.3~7.2)	3.9(1.3~6.4)	100.0
	职高二	17.4(14.7~20.1)	14.4(11.9~16.8)	44.4(40.1~48.6)	13.7(11.0~16.3)	7.1(4.9~9.2)	3.1(1.8~4.5)	100.0
	职高三	18.2(13.3~23.0)	14.0(9.8~18.2)	41.5(35.9~47.1)	16.8(13.2~20.3)	7.9(5.1~10.7)	1.7(0.7~2.6)	100.0
	城乡							
	城市	18.3(15.4~21.1)	14.5(12.5~16.5)	40.7(37.7~43.7)	15.3(12.3~18.3)	7.0(5.2~8.8)	4.2(2.7~5.7)	100.0
	农村	22.3(20.4~24.1)	16.1(14.5~17.7)	42.4(40.1~44.7)	12.1(10.7~13.6)	4.3(3.5~5.0)	2.8(2.1~3.5)	100.0

附表 4-1-5　尝试吸卷烟的中学生第一次尝试吸卷烟的年龄分布　　　　单位：%

学校类型	人口学特征	7岁及以下	8~9岁	10~11岁	12~13岁	14~15岁	16岁及以上	合计
	合计	15.8(15.1~16.5)	12.6(12.0~13.2)	14.3(13.7~14.9)	23.9(23.2~24.6)	22.2(21.3~23.0)	11.2(10.3~12.1)	100.0
	性别							
	男生	15.3(14.5~16.1)	13.1(12.3~13.8)	15.0(14.4~15.6)	23.6(22.8~24.4)	21.5(20.7~22.4)	11.5(10.6~12.5)	100.0
总计	女生	17.5(16.4~18.6)	11.2(10.4~12.0)	12.1(11.0~13.1)	25.0(23.5~26.4)	24.1(22.5~25.6)	10.2(9.0~11.3)	100.0
	城乡							
	城市	16.2(15.0~17.4)	11.6(10.7~12.5)	13.0(12.2~13.7)	22.0(20.9~23.1)	23.8(22.4~25.2)	13.4(12.1~14.8)	100.0
	农村	15.6(14.7~16.5)	13.1(12.4~13.8)	14.9(14.2~15.7)	24.8(24.0~25.7)	21.3(20.3~22.3)	10.1(9.1~11.2)	100.0
	合计	19.0(17.7~20.3)	15.2(14.3~16.1)	19.3(18.4~20.2)	29.7(28.7~30.7)	16.0(14.6~17.4)	0.8(0.4~1.1)	100.0
	年级							
	初一	23.4(21.1~25.7)	18.5(16.7~20.3)	27.7(25.4~30.0)	26.1(22.9~29.3)	4.2(2.8~5.6)	0.1(0.0~0.2)	100.0
	初二	19.0(17.0~21.1)	15.6(13.8~17.4)	20.0(18.3~21.7)	32.8(30.7~35.0)	12.2(9.9~14.6)	0.3(0.1~0.6)	100.0
	初三	16.8(15.3~18.3)	13.3(12.2~14.4)	14.5(13.4~15.7)	29.0(27.5~30.5)	24.9(23.0~26.8)	1.4(0.8~2.1)	100.0
初中	性别							
	男生	19.2(17.7~20.7)	16.2(15.1~17.3)	20.3(19.2~21.4)	28.5(27.6~29.4)	14.9(13.7~16.1)	0.9(0.4~1.3)	100.0
	女生	18.7(16.9~20.4)	12.4(11.1~13.8)	16.3(14.9~17.8)	33.1(30.7~35.5)	19.0(16.6~21.5)	0.4(0.2~0.7)	100.0
	城乡							
	城市	22.6(20.6~24.7)	15.9(14.7~17.2)	18.8(17.7~19.9)	26.8(25.2~28.4)	15.5(13.8~17.2)	0.3(0.1~0.6)	100.0
	农村	17.8(16.2~19.4)	15.0(13.9~16.1)	19.5(18.3~20.7)	30.7(29.4~31.9)	16.1(14.4~17.9)	0.9(0.4~1.4)	100.0

续表

学校类型	人口学特征	7岁及以下	8~9岁	10~11岁	12~13岁	14~15岁	16岁及以上	合计
	合计	13.6(12.9~14.3)	10.8(10.1~11.6)	10.9(10.3~11.5)	19.9(19.1~20.8)	26.4(25.4~27.4)	18.4(17.3~19.5)	100.0
	普高	17.2(16.2~18.2)	12.5(11.6~13.5)	11.7(11.0~12.4)	20.0(19.1~20.9)	23.7(22.7~24.8)	14.8(13.8~15.9)	100.0
	普高一	17.1(15.6~18.6)	13.6(12.4~14.8)	12.4(11.1~13.8)	25.4(23.8~27.0)	27.2(25.4~29.1)	4.2(3.3~5.2)	100.0
	普高二	17.0(15.6~18.4)	11.8(10.6~13.0)	12.0(11.1~12.9)	18.4(16.9~19.9)	25.8(24.1~27.5)	14.9(13.5~16.3)	100.0
	普高三	17.4(15.9~18.9)	12.2(10.9~13.6)	10.8(9.7~11.9)	16.9(15.7~18.0)	18.8(17.6~19.9)	23.9(22.0~25.9)	100.0
	职高	8.5(7.6~9.4)	8.4(7.3~9.4)	9.7(8.8~10.6)	19.9(18.5~21.3)	30.1(28.3~31.9)	23.4(21.6~25.2)	100.0
	职高一	7.3(5.8~8.8)	7.0(5.2~8.9)	10.8(8.8~12.8)	25.4(22.8~28.1)	35.8(32.9~38.6)	13.6(10.0~17.1)	100.0
高中	职高二	8.7(7.4~10.1)	7.4(5.9~8.8)	10.4(8.2~12.6)	18.4(16.0~20.8)	30.8(28.3~33.2)	24.3(21.3~27.3)	100.0
	职高三	9.5(7.7~11.4)	11.0(8.8~13.1)	7.7(6.0~9.3)	14.9(12.8~17.0)	22.9(20.3~25.6)	34.0(30.8~37.2)	100.0
	性别							
	男生	12.7(12.0~13.5)	11.0(10.1~11.9)	11.5(10.9~12.1)	20.4(19.3~21.4)	25.9(24.8~26.9)	18.5(17.3~19.7)	100.0
	女生	16.6(15.3~17.9)	10.2(9.2~11.2)	8.7(7.5~9.9)	18.5(17.1~19.9)	28.0(26.1~30.0)	17.9(16.2~19.6)	100.0
	城乡							
	城市	13.2(11.9~14.5)	9.6(8.5~10.6)	10.2(9.5~11.0)	19.8(18.4~21.2)	27.7(26.0~29.4)	19.5(18.0~21.1)	100.0
	农村	13.9(13.0~14.7)	11.6(10.6~12.5)	11.3(10.4~12.1)	20.1(19.0~21.1)	25.6(24.3~26.8)	17.7(16.2~19.2)	100.0

附表 4-1-6　尝试吸卷烟的中学生吸烟场所分布　　　　　　　　　　　　单位：%

学校类型	人口学特征	家里	网吧	学校	朋友家	社交活动时	餐馆	其他场所	合计
	合计	17.6(16.6~18.7)	7.9(7.0~8.7)	19.0(17.0~21.0)	4.4(3.8~5.1)	12.4(11.4~13.3)	1.7(1.3~2.1)	37.0(34.8~39.2)	100.0
	性别								
	男生	17.9(16.6~19.2)	8.3(7.4~9.2)	18.9(16.9~20.9)	4.4(3.7~5.0)	12.0(11.1~13.0)	1.9(1.4~2.3)	36.7(34.5~38.8)	100.0
总计	女生	16.2(14.1~18.4)	5.5(3.9~7.0)	19.3(15.5~23.2)	4.9(3.6~6.1)	14.3(12.2~16.4)	0.9(0.4~1.3)	38.9(35.1~42.8)	100.0
	城乡								
	城市	16.5(14.7~18.4)	8.5(7.2~9.8)	17.7(14.3~21.1)	3.7(2.7~4.7)	14.3(12.6~16.1)	1.7(1.3~2.2)	37.5(34.5~40.5)	100.0
	农村	18.1(16.8~19.5)	7.6(6.5~8.6)	19.6(17.1~22.0)	4.8(4.0~5.5)	11.5(10.4~12.6)	1.7(1.2~2.2)	36.8(33.9~39.6)	100.0
	合计	18.2(16.9~19.6)	6.6(5.3~7.8)	19.0(15.6~22.4)	6.3(5.5~7.2)	7.6(5.9~9.2)	1.7(1.1~2.4)	40.6(36.2~45.0)	100.0
	年级								
	初一	19.9(15.3~24.5)	5.2(3.2~7.2)	22.1(13.6~30.7)	7.0(4.8~9.2)	7.1(3.4~10.8)	2.1(0.4~3.8)	36.5(29.2~43.7)	100.0
	初二	17.4(15.0~19.9)	6.7(3.6~9.8)	20.1(15.9~24.4)	6.9(5.0~8.9)	6.0(4.0~8.0)	0.9(0.4~1.5)	41.8(35.7~47.9)	100.0
	初三	18.1(15.7~20.5)	7.0(5.6~8.5)	16.7(13.9~19.4)	5.6(4.3~6.9)	9.0(7.2~10.9)	2.2(1.4~3.1)	41.4(38.1~44.7)	100.0
初中	性别								
	男生	18.2(16.4~19.9)	6.9(5.4~8.5)	18.5(15.1~21.8)	6.5(5.5~7.5)	6.8(5.4~8.3)	2.0(1.3~2.8)	41.1(36.7~45.6)	100.0
	女生	18.3(15.5~21.2)	5.2(3.1~7.4)	20.9(14.8~27.0)	5.9(3.9~7.9)	10.2(7.1~13.4)	0.7(0.2~1.3)	38.7(32.8~44.6)	100.0
	城乡								
	城市	16.9(14.8~18.9)	7.0(5.3~8.7)	14.3(9.4~19.3)	5.9(4.5~7.3)	10.0(7.9~12.1)	1.9(1.1~2.7)	44.0(40.2~47.8)	100.0
	农村	18.6(17.0~20.2)	6.4(4.9~8.0)	20.2(16.2~24.2)	6.5(5.5~7.4)	6.9(4.8~9.0)	1.7(0.9~2.5)	39.7(34.2~45.1)	100.0

续表

学校类型	人口学特征	家里	网吧	学校	朋友家	社交活动时	餐馆	其他场所	合计
	合计	17.3(15.9~18.7)	8.7(7.6~9.7)	19.0(17.0~20.9)	3.3(2.6~4.0)	15.3(14.1~16.6)	1.7(1.3~2.1)	34.8(32.9~36.7)	100.0
	普高	15.1(13.4~16.9)	9.8(8.4~11.3)	18.1(15.9~20.2)	3.2(2.5~3.9)	18.4(17.1~19.6)	1.9(1.3~2.6)	33.5(31.6~35.3)	100.0
	普高一	15.9(12.9~18.8)	9.7(7.6~11.9)	15.5(12.8~18.2)	4.5(2.8~6.2)	15.6(13.5~17.7)	2.5(1.4~3.7)	36.3(32.6~40.0)	100.0
	普高二	14.8(12.2~17.3)	9.0(7.1~10.8)	18.3(15.0~21.5)	3.3(2.0~4.7)	18.6(16.3~20.8)	2.0(1.2~2.9)	34.1(31.2~37.0)	100.0
	普高三	14.9(12.2~17.6)	10.8(8.5~13.0)	19.9(17.0~22.8)	2.1(1.1~3.1)	20.3(18.0~22.7)	1.4(0.6~2.2)	30.6(26.7~34.6)	100.0
	职高	18.9(16.8~21.0)	7.8(6.3~9.2)	19.7(16.9~22.4)	3.3(2.3~4.3)	13.0(11.0~15.0)	1.5(1.0~2.0)	35.8(32.9~38.8)	100.0
	职高一	18.1(14.5~21.8)	7.3(5.3~9.4)	20.6(16.5~24.7)	3.2(1.7~4.6)	12.6(8.9~16.3)	0.6(0.2~1.0)	37.6(32.1~43.1)	100.0
高中	职高二	19.0(15.6~22.5)	8.2(6.1~10.3)	17.9(13.4~22.5)	4.1(1.9~6.2)	12.7(10.2~15.3)	2.2(1.3~3.1)	35.8(31.9~39.7)	100.0
	职高三	19.8(17.0~22.6)	7.8(4.8~10.8)	20.3(16.1~24.5)	2.7(1.1~4.3)	13.8(10.5~17.2)	1.9(0.8~3.0)	33.6(29.4~37.8)	100.0
	性别								
	男生	17.7(16.2~19.3)	9.0(7.9~10.2)	19.1(17.2~21.1)	3.2(2.5~4.0)	14.9(13.5~16.2)	1.8(1.4~2.2)	34.2(32.2~36.2)	100.0
	女生	13.9(10.2~17.6)	5.8(3.5~8.1)	17.7(13.3~22.0)	3.7(2.0~5.5)	18.7(15.6~21.9)	1.0(0.4~1.7)	39.2(34.6~43.7)	100.0
	城乡								
	城市	16.4(14.1~18.7)	9.0(7.3~10.7)	18.9(15.2~22.5)	3.0(1.7~4.2)	15.8(13.5~18.0)	1.7(1.1~2.2)	35.3(31.7~38.9)	100.0
	农村	17.8(16.0~19.6)	8.5(7.1~9.9)	19.0(16.9~21.2)	3.5(2.6~4.3)	15.0(13.6~16.5)	1.7(1.2~2.2)	34.5(32.4~36.6)	100.0

附表 4-1-7　现在吸卷烟的中学生吸烟场所分布　　　　　　单位：%

学校类型	人口学特征	家里	网吧	学校	朋友家	社交活动时	餐馆	其他场所	合计
	合计	17.4(16.3~18.5)	8.0(7.1~8.8)	19.1(17.2~21.1)	4.4(3.8~5.1)	12.5(11.5~13.4)	1.7(1.3~2.1)	36.9(34.7~39.0)	100.0
	性别								
	男生	17.8(16.5~19.1)	8.4(7.4~9.3)	19.1(17.1~21.0)	4.3(3.6~5.0)	12.1(11.1~13.1)	1.9(1.4~2.3)	36.5(34.3~38.6)	100.0
总计	女生	15.7(13.5~17.9)	5.5(3.9~7.1)	19.5(15.5~23.4)	4.9(3.7~6.2)	14.5(12.4~16.6)	0.9(0.4~1.3)	39.0(35.1~42.9)	100.0
	城乡								
	城市	16.4(14.6~18.2)	8.6(7.2~9.9)	17.9(14.5~21.2)	3.7(2.7~4.7)	14.5(12.8~16.3)	1.8(1.3~2.2)	37.2(34.3~40.1)	100.0
	农村	17.9(16.6~19.3)	7.7(6.6~8.7)	19.7(17.3~22.1)	4.7(3.9~5.6)	11.5(10.4~12.6)	1.7(1.2~2.3)	36.7(33.8~39.6)	100.0
	合计	17.9(16.5~19.2)	6.7(5.5~8.0)	19.0(15.7~22.4)	6.4(5.5~7.3)	7.7(6.0~9.4)	1.8(1.1~2.4)	40.5(35.9~45.0)	100.0
	年级								
	初一	19.3(14.8~23.8)	5.4(3.3~7.4)	22.1(13.4~30.7)	7.2(4.9~9.5)	7.4(3.7~11.2)	2.2(0.5~4.0)	36.4(29.0~43.7)	100.0
	初二	17.1(14.6~19.6)	6.9(3.7~10.1)	20.4(16.3~24.6)	6.9(4.8~9.0)	5.9(4.0~7.9)	0.9(0.4~1.5)	41.8(35.6~48.0)	100.0
	初三	17.8(15.4~20.2)	7.2(5.8~8.7)	16.6(13.7~19.5)	5.6(4.3~6.9)	9.3(7.4~11.2)	2.3(1.4~3.1)	41.2(37.8~44.6)	100.0
初中	性别								
	男生	18.0(16.2~19.8)	7.1(5.6~8.7)	18.4(15.1~21.7)	6.5(5.4~7.5)	6.9(5.4~8.4)	2.1(1.3~2.8)	41.0(36.5~45.5)	100.0
	女生	17.3(14.4~20.1)	5.4(3.1~7.6)	21.4(15.2~27.6)	6.0(4.0~8.0)	10.7(7.5~13.9)	0.8(0.2~1.3)	38.5(32.4~44.5)	100.0
	城乡								
	城市	16.7(14.5~18.8)	7.1(5.5~8.7)	14.5(9.8~19.3)	6.0(4.6~7.4)	10.2(8.1~12.3)	1.9(1.1~2.7)	43.6(39.9~47.3)	100.0
	农村	18.2(16.6~19.8)	6.7(5.1~8.2)	20.2(16.3~24.2)	6.5(5.4~7.5)	7.1(5.0~9.2)	1.7(1.0~2.5)	39.6(34.1~45.2)	100.0

续表

学校类型	人口学特征	家里	网吧	学校	朋友家	社交活动时	餐馆	其他场所	合计
	合计	17.2(15.8~18.6)	8.7(7.6~9.7)	19.2(17.2~21.1)	3.2(2.5~3.9)	15.3(14.1~16.5)	1.7(1.3~2.1)	34.7(32.9~36.5)	100.0
	普高	15.3(13.5~17.0)	9.8(8.3~11.2)	18.2(16.1~20.3)	3.1(2.5~3.8)	18.3(17.0~19.5)	1.9(1.3~2.5)	33.4(31.5~35.3)	100.0
	普高一	16.2(13.2~19.1)	9.8(7.6~11.9)	15.7(13.0~18.5)	4.4(2.7~6.1)	15.5(13.4~17.7)	2.5(1.3~3.7)	35.9(32.3~39.5)	100.0
	普高二	14.9(12.3~17.4)	9.0(7.1~10.8)	18.3(15.0~21.7)	3.2(1.9~4.5)	18.5(16.3~20.8)	2.0(1.1~2.9)	34.1(31.2~37.0)	100.0
	普高三	15.0(12.3~17.7)	10.6(8.4~12.8)	20.1(17.2~23.0)	2.1(1.1~3.0)	20.1(17.7~22.6)	1.4(0.7~2.2)	30.7(26.7~34.7)	100.0
	职高	18.7(16.6~20.7)	7.8(6.4~9.3)	19.9(17.1~22.6)	3.3(2.3~4.3)	13.0(11.0~15.0)	1.5(1.0~2.0)	35.7(32.9~38.5)	100.0
高中	职高一	18.2(14.5~21.9)	7.0(4.8~9.2)	20.9(16.7~25.1)	3.2(1.7~4.6)	12.6(8.8~16.4)	0.7(0.3~1.2)	37.4(32.1~42.7)	100.0
	职高二	18.8(15.5~22.2)	8.9(6.6~11.3)	17.8(13.3~22.4)	4.0(1.9~6.1)	12.9(10.3~15.5)	2.2(1.3~3.1)	35.4(31.4~39.3)	100.0
	职高三	19.1(16.2~22.0)	7.7(4.7~10.7)	20.8(16.5~25.1)	2.8(1.2~4.4)	13.8(10.5~17.1)	1.9(0.8~3.0)	33.9(29.7~38.1)	100.0
	性别								
	男生	17.6(16.1~19.2)	9.1(7.9~10.2)	19.4(17.4~21.4)	3.2(2.4~3.9)	14.8(13.5~16.2)	1.8(1.4~2.2)	34.1(32.1~36.0)	100.0
	女生	13.9(10.1~17.7)	5.7(3.3~8.0)	17.3(12.9~21.8)	3.8(2.0~5.6)	18.7(15.6~21.8)	1.0(0.3~1.7)	39.6(35.3~44.0)	100.0
	城乡								
	城市	16.4(14.1~18.6)	9.1(7.4~10.7)	18.9(15.3~22.6)	3.0(1.7~4.2)	15.9(13.7~18.2)	1.7(1.2~2.2)	35.1(31.7~38.5)	100.0
	农村	17.7(16.0~19.5)	8.4(7.0~9.8)	19.3(17.1~21.5)	3.4(2.6~4.3)	14.9(13.5~16.3)	1.7(1.2~2.2)	34.5(32.4~36.6)	100.0

附表 4-2-1　中学生听说过电子烟的比例　　　　　　　　　　　　单位：%

学校类型	人口学特征	合计	城市	农村
	合计	77.4(76.2~78.6)	80.5(79.2~81.9)	75.5(73.8~77.2)
总计	男性	82.2(81.3~83.1)	83.5(82.3~84.8)	81.4(80.1~82.6)
	女性	72.1(70.6~73.7)	77.2(75.5~78.8)	69.1(66.8~71.4)
	合计	69.9(68.4~71.4)	72.9(71.3~74.6)	68.2(66.1~70.3)
	年级			
	初一	57.7(55.9~59.6)	61.8(59.6~64.0)	55.4(52.8~58.0)
	初二	73.2(71.6~74.8)	75.7(74.0~77.4)	71.7(69.4~74.0)
初中	初三	79.8(78.4~81.2)	82.3(80.8~83.8)	78.4(76.3~80.5)
	性别			
	男生	75.2(74.0~76.5)	76.3(74.7~77.8)	74.6(72.9~76.4)
	女生	63.8(61.9~65.7)	69.1(67.0~71.2)	60.8(58.1~63.4)

续表

学校类型	人口学特征	合计	城市	农村
高中	合计	87.2（86.2～88.2）	89.4（88.4～90.4）	85.7（84.2～87.3）
	普高	87.3（86.2～88.4）	89.9（88.8～91.1）	85.8（84.2～87.4）
	普高一	85.9（84.6～87.1）	88.2（86.8～89.6）	84.5（82.7～86.3）
	普高二	87.6（86.3～88.9）	90.8（89.6～92.0）	85.8（83.9～87.7）
	普高三	88.5（87.4～89.6）	90.9（89.5～92.2）	87.1（85.5～88.8）
	职高	87.0（85.6～88.3）	88.5（86.8～90.3）	85.6（83.6～87.5）
	职高一	84.7（82.4～86.9）	86.3（83.1～89.5）	83.2（79.9～86.4）
	职高二	87.0（85.2～88.7）	87.8（85.2～90.4）	86.2（83.9～88.5）
	职高三	89.6（88.0～91.2）	91.8（90.2～93.4）	87.6（85.1～90.1）
	性别			
	男生	91.6（90.8～92.3）	92.2（91.3～93.1）	91.1（90.0～92.2）
	女生	82.6（81.1～84.0）	86.3（84.7～87.9）	80.1（78.0～82.2）

附表 4-2-2　中学生使用过电子烟的比例 单位：%

学校类型	人口学特征	合计	城市	农村
总计	合计	12.6（12.0～13.3）	11.1（10.4～11.8）	13.6（12.7～14.5）
	男生	20.1（19.2～21.0）	17.2（16.1～18.2）	21.9（20.5～23.2）
	女生	4.4（4.1～4.7）	4.3（4.0～4.7）	4.4（3.9～4.9）
初中	合计	10.2（9.5～10.9）	7.8（7.1～8.4）	11.6（10.6～12.6）
	年级			
	初一	6.6（5.9～7.3）	4.6（4.0～5.1）	7.8（6.8～8.8）
	初二	10.6（9.8～11.4）	8.5（7.7～9.3）	11.8（10.6～13.0）
	初三	13.7（12.7～14.6）	10.5（9.5～11.5）	15.5（14.1～16.8）
	性别			
	男生	15.7（14.7～16.8）	11.7（10.6～12.7）	18.1（16.6～19.6）
	女生	3.8（3.5～4.2）	3.3（2.9～3.6）	4.1（3.6～4.7）
高中	合计	15.8（15.0～16.6）	15.0（13.9～16.2）	16.4（15.3～17.5）
	普高	13.5（12.7～14.2）	12.0（11.2～12.8）	14.3（13.3～15.4）
	普高一	13.9（13.0～14.7）	11.5（10.5～12.5）	15.2（14.0～16.4）
	普高二	14.1（13.3～15.0）	13.0（11.8～14.1）	14.8（13.6～16.1）
	普高三	12.4（11.3～13.5）	11.5（10.3～12.7）	13.0（11.3～14.6）
	职高	20.5（18.8～22.2）	19.7（17.1～22.3）	21.3（19.1～23.4）
	职高一	22.0（19.5～24.6）	21.6（18.1～25.0）	22.5（18.6～26.3）
	职高二	20.6（18.1～23.1）	19.4（16.2～22.6）	21.7（17.9～25.5）
	职高三	18.7（16.3～21.1）	17.8（14.4～21.3）	19.4（16.1～22.8）
	性别			
	男生	25.9（24.8～27.1）	23.8（22.3～25.3）	27.4（25.9～29.0）
	女生	5.1（4.7～5.5）	5.5（5.0～6.1）	4.8（4.2～5.5）

附表 4-2-3　中学生现在使用电子烟的比例　　　　　　　　　　　单位：%

学校类型	人口学特征	合计	城市	农村
总计	合计	2.8（2.6~3.0）	2.6（2.3~2.8）	3.0（2.7~3.3）
	男生	4.5（4.2~4.8）	4.0（3.6~4.4）	4.8（4.3~5.3）
	女生	1.0（0.9~1.1）	0.9（0.8~1.1）	1.0（0.8~1.2）
初中	合计	2.7（2.5~3.0）	2.0（1.8~2.2）	3.2（2.7~3.6）
	年级			
	初一	2.1（1.8~2.4）	1.3（1.0~1.5）	2.6（2.1~3.1）
	初二	2.9（2.6~3.3）	2.2（1.8~2.5）	3.3（2.8~3.8）
	初三	3.3（2.8~3.7）	2.6（2.2~2.9）	3.7（3.0~4.3）
	性别			
	男生	4.2（3.8~4.6）	3.0（2.6~3.4）	4.9（4.2~5.5）
	女生	1.1（0.9~1.2）	0.8（0.6~0.9）	1.2（1.0~1.5）
高中	合计	3.0（2.7~3.2）	3.2（2.7~3.7）	2.8（2.5~3.0）
	普高	2.2（2.0~2.3）	2.3（2.0~2.6）	2.1（1.8~2.3）
	普高一	2.3（1.9~2.6）	2.1（1.7~2.6）	2.3（1.8~2.8）
	普高二	2.2（2.0~2.5）	2.6（2.2~3.1）	2.0（1.7~2.3）
	普高三	2.0（1.7~2.3）	2.1（1.6~2.5）	1.9（1.5~2.4）
	职高	4.5（3.9~5.1）	4.7（3.6~5.7）	4.4（3.7~5.1）
	职高一	5.3（4.4~6.3）	5.3（4.0~6.6）	5.3（4.0~6.7）
	职高二	4.2（3.4~5.1）	3.9（2.8~5.1）	4.5（3.3~5.7）
	职高三	3.9（3.0~4.8）	4.7（3.2~6.1）	3.2（2.2~4.2）
	性别			
	男生	4.9（4.5~5.3）	5.2（4.4~5.9）	4.7（4.3~5.2）
	女生	0.9（0.7~1.0）	1.1（0.9~1.4）	0.7（0.6~0.8）

附表 4-2-4　中学生在过去 30 天内使用电子烟的频率分布　　　　　　单位：%

学校类型	人口学特征	0 天	1~2 天	3~5 天	6~9 天	10~19 天	20~29 天	30 天	合计
总计	合计	97.2（97.0~97.4）	1.7（1.5~1.8）	0.4（0.4~0.5）	0.3（0.2~0.3）	0.2（0.2~0.2）	0.1（0.0~0.1）	0.2（0.2~0.3）	100.0
	性别								
	男生	95.5（95.2~95.8）	2.6（2.4~2.8）	0.7（0.6~0.8）	0.4（0.4~0.5）	0.3（0.2~0.3）	0.1（0.1~0.1）	0.4（0.4~0.5）	100.0
	女生	99.0（98.9~99.1）	0.6（0.5~0.7）	0.1（0.1~0.1）	0.1（0.1~0.1）	0.1（0.0~0.1）	0.0（0.0~0.0）	0.1（0.0~0.1）	100.0
	城乡								
	城市	97.4（97.2~97.7）	1.4（1.3~1.6）	0.4（0.3~0.4）	0.2（0.2~0.3）	0.2（0.2~0.3）	0.1（0.0~0.1）	0.2（0.2~0.3）	100.0
	农村	97.0（96.7~97.3）	1.8（1.6~2.0）	0.5（0.4~0.5）	0.3（0.2~0.3）	0.2（0.1~0.2）	0.1（0.0~0.1）	0.3（0.2~0.3）	100.0

续表

学校类型	人口学特征	0天	1~2天	3~5天	6~9天	10~19天	20~29天	30天	合计
	合计	97.3(97.0~97.5)	1.7(1.5~1.9)	0.4(0.3~0.4)	0.2(0.2~0.3)	0.2(0.1~0.2)	0.1(0.0~0.1)	0.2(0.2~0.3)	100.0
	性别								
	男生	95.8(95.4~96.2)	2.5(2.3~2.8)	0.6(0.5~0.7)	0.4(0.3~0.5)	0.2(0.2~0.3)	0.1(0.1~0.1)	0.4(0.3~0.4)	100.0
	女生	98.9(98.8~99.1)	0.7(0.6~0.9)	0.1(0.1~0.1)	0.1(0.1~0.1)	0.1(0.0~0.1)	0.0(0.0~0.0)	0.1(0.0~0.1)	100.0
	年级								
初中	初一	97.9(97.6~98.2)	1.3(1.1~1.5)	0.3(0.2~0.3)	0.2(0.1~0.3)	0.1(0.0~0.2)	0.1(0.0~0.1)	0.1(0.1~0.2)	100.0
	初二	97.1(96.7~97.4)	1.8(1.6~2.0)	0.4(0.3~0.4)	0.3(0.2~0.3)	0.2(0.1~0.2)	0.1(0.0~0.1)	0.3(0.2~0.4)	100.0
	初三	96.7(96.3~97.2)	2.0(1.7~2.3)	0.5(0.4~0.6)	0.3(0.2~0.3)	0.2(0.1~0.3)	0.1(0.0~0.1)	0.3(0.2~0.3)	100.0
	城乡								
	城市	98.0(97.8~98.2)	1.2(1.1~1.4)	0.3(0.2~0.3)	0.2(0.1~0.2)	0.1(0.1~0.2)	0.0(0.0~0.1)	0.2(0.1~0.2)	100.0
	农村	96.8(96.4~97.3)	2.0(1.7~2.2)	0.4(0.3~0.5)	0.3(0.2~0.4)	0.2(0.1~0.2)	0.1(0.0~0.1)	0.3(0.2~0.3)	100.0
	合计	97.0(96.8~97.3)	1.6(1.5~1.8)	0.5(0.4~0.6)	0.3(0.2~0.3)	0.2(0.2~0.3)	0.1(0.0~0.1)	0.3(0.2~0.3)	100.0
	城乡								
	男生	95.1(94.7~95.5)	2.7(2.4~3.0)	0.8(0.7~1.0)	0.5(0.4~0.6)	0.3(0.2~0.4)	0.1(0.1~0.1)	0.5(0.4~0.5)	100.0
	女生	99.1(99.0~99.3)	0.5(0.4~0.6)	0.1(0.1~0.2)	0.1(0.0~0.1)	0.1(0.0~0.1)	0.0(0.0~0.0)	0.1(0.0~0.1)	100.0
	普高	97.8(97.7~98.0)	1.2(1.1~1.3)	0.4(0.3~0.4)	0.2(0.1~0.2)	0.1(0.1~0.2)	0.0(0.0~0.1)	0.2(0.2~0.3)	100.0
	普高一	97.7(97.4~98.1)	1.3(1.0~1.6)	0.4(0.3~0.4)	0.2(0.1~0.3)	0.1(0.1~0.1)	0.0(0.0~0.1)	0.3(0.2~0.3)	100.0
	普高二	97.8(97.5~98.0)	1.3(1.1~1.5)	0.3(0.2~0.4)	0.2(0.1~0.3)	0.2(0.1~0.2)	0.1(0.0~0.1)	0.2(0.2~0.3)	100.0
高中	普高三	98.0(97.7~98.3)	1.0(0.8~1.3)	0.4(0.3~0.5)	0.1(0.1~0.2)	0.1(0.1~0.2)	0.0(0.0~0.1)	0.2(0.1~0.2)	100.0
	职高	95.5(94.9~96.1)	2.5(2.1~2.9)	0.8(0.6~0.9)	0.5(0.3~0.6)	0.4(0.2~0.5)	0.1(0.0~0.1)	0.4(0.3~0.4)	100.0
	职高一	94.7(93.7~95.6)	2.8(2.2~3.5)	1.0(0.7~1.3)	0.4(0.2~0.6)	0.5(0.2~0.9)	0.1(0.0~0.1)	0.5(0.3~0.6)	100.0
	职高二	95.8(94.9~96.6)	2.4(1.8~3.0)	0.7(0.5~0.9)	0.4(0.2~0.6)	0.3(0.1~0.6)	0.1(0.0~0.1)	0.3(0.2~0.5)	100.0
	职高三	96.1(95.2~97.0)	2.2(1.5~2.9)	0.6(0.3~0.8)	0.6(0.3~1.0)	0.2(0.1~0.3)	0.1(0.0~0.2)	0.3(0.1~0.4)	100.0
	城乡								
	城市	96.8(96.3~97.3)	1.7(1.4~2.0)	0.5(0.4~0.6)	0.4(0.2~0.5)	0.3(0.2~0.4)	0.1(0.1~0.1)	0.3(0.2~0.4)	100.0
	农村	97.2(97.0~97.5)	1.6(1.4~1.8)	0.5(0.4~0.6)	0.2(0.2~0.3)	0.1(0.1~0.2)	0.0(0.0~0.1)	0.3(0.2~0.3)	100.0

附表 4-2-5　中学生在过去 30 天内看到过电子烟或其相关产品广告的比例

单位：%

学校类型	人口学特征	销售点	商店	报纸杂志	电视、广播	广告牌	购物网站	社交网络	社会活动	任一途径
总计	合计	8.3(7.9~8.7)	13.6(13.1~14.1)	4.0(3.8~4.1)	9.9(9.6~10.2)	2.6(2.4~2.8)	6.9(6.4~7.4)	5.6(5.3~6.0)	0.6(0.5~0.7)	26.1(25.4~26.8)
	性别									
	男生	9.0(8.6~9.4)	13.3(12.8~13.9)	4.1(3.9~4.4)	9.4(9.0~9.8)	2.5(2.3~2.7)	7.2(6.7~7.8)	5.2(4.8~5.6)	0.7(0.6~0.8)	26.6(25.8~27.3)
	女生	7.5(7.1~7.8)	13.8(13.3~14.4)	3.8(3.6~4.0)	10.4(10.0~10.8)	2.8(2.6~3.0)	6.5(6.1~6.9)	6.1(5.7~6.5)	0.5(0.4~0.5)	25.6(24.9~26.4)
	电子烟使用状态									
	现在电子烟使用者	25.4(23.6~27.1)	28.6(26.5~30.8)	7.8(6.8~8.9)	13.9(12.4~15.3)	3.8(3.1~4.4)	14.8(12.1~17.6)	10.4(8.2~12.6)	1.5(1.1~2.0)	55.7(53.6~57.9)
	现在非电子烟使用者	7.8(7.4~8.1)	13.1(12.6~13.6)	3.8(3.7~4.0)	9.8(9.4~10.1)	2.6(2.4~2.8)	6.7(6.3~7.1)	5.5(5.2~5.8)	0.6(0.5~0.6)	25.2(24.5~25.9)
	城乡									
	城市	9.4(8.8~10.0)	14.4(13.6~15.2)	4.2(3.9~4.5)	9.5(9.0~10.0)	2.7(2.5~3.0)	7.5(7.1~7.9)	5.8(5.5~6.2)	0.7(0.6~0.8)	26.9(25.9~28.0)
	农村	7.6(7.1~8.1)	13.0(12.4~13.7)	3.8(3.6~4.1)	10.1(9.7~10.5)	2.5(2.3~2.8)	6.5(5.8~7.2)	5.5(5.0~6.1)	0.5(0.5~0.6)	25.6(24.7~26.6)
初中	合计	7.8(7.4~8.3)	13.3(12.7~13.9)	3.7(3.5~3.9)	9.5(9.1~9.8)	2.6(2.4~2.8)	6.1(5.6~6.6)	5.0(4.7~5.4)	0.6(0.5~0.7)	24.7(23.9~25.5)
	性别									
	男生	8.7(8.2~9.2)	13.3(12.7~14.0)	3.9(3.6~4.1)	9.3(8.9~9.7)	2.5(2.3~2.8)	6.3(5.7~7.0)	4.7(4.2~5.1)	0.7(0.6~0.8)	25.4(24.6~26.2)
	女生	6.8(6.3~7.3)	13.3(12.7~13.9)	3.5(3.3~3.8)	9.7(9.2~10.1)	2.7(2.5~2.9)	5.8(5.4~6.3)	5.5(5.0~5.9)	0.5(0.4~0.6)	23.9(23.0~24.7)
	电子烟使用状态									
	现在电子烟使用者	25.2(23.0~27.4)	29.3(26.3~32.3)	7.8(6.3~9.2)	14.7(12.7~16.7)	3.9(3.0~4.8)	14.1(10.3~18.0)	10.7(7.6~13.8)	1.5(1.0~2.1)	56.9(54.1~59.8)
	现在非电子烟使用者	7.3(6.9~7.7)	12.9(12.3~13.4)	3.6(3.4~3.8)	9.3(8.9~9.6)	2.6(2.4~2.8)	5.9(5.4~6.3)	4.9(4.6~5.2)	0.6(0.5~0.7)	23.7(23.0~24.5)
	年级									
	初一	6.3(5.7~6.8)	10.7(10.0~11.5)	2.8(2.6~3.1)	8.0(7.5~8.5)	2.0(1.8~2.3)	4.4(3.9~5.0)	3.5(3.1~4.0)	0.4(0.3~0.4)	20.7(19.7~21.7)
	初二	8.5(8.0~9.0)	14.3(13.5~15.0)	4.1(3.7~4.4)	10.0(9.5~10.5)	2.9(2.6~3.1)	6.5(5.9~7.1)	5.4(5.0~5.8)	0.7(0.6~0.8)	26.1(25.1~27.1)
	初三	8.8(8.2~9.5)	15.1(14.4~15.9)	4.3(3.9~4.7)	10.5(9.9~11.1)	3.0(2.7~3.3)	7.5(6.8~8.1)	6.3(5.8~6.9)	0.8(0.6~0.9)	27.6(26.6~28.7)
	城乡									
	城市	8.7(8.0~9.4)	14.2(13.3~15.1)	4.0(3.7~4.3)	9.0(8.5~9.6)	3.0(2.7~3.2)	6.6(6.2~7.0)	5.2(4.8~5.5)	0.7(0.6~0.8)	25.0(23.9~26.1)
	农村	7.3(6.7~7.9)	12.8(12.0~13.6)	3.6(3.3~3.9)	9.7(9.2~10.2)	2.4(2.2~2.7)	5.8(5.0~6.6)	5.0(4.4~5.5)	0.5(0.4~0.6)	24.5(23.5~25.6)

续表

学校类型	人口学特征	销售点	商店	报纸杂志	电视、广播	广告牌	购物网站	社交网络	社会活动	任一途径
	合计	8.9(8.4~9.3)	13.9(13.4~14.4)	4.3(4.0~4.5)	10.5(10.0~10.9)	2.6(2.4~2.8)	7.9(7.5~8.4)	6.4(6.0~6.9)	0.6(0.5~0.7)	27.9(27.1~28.8)
	性别									
	男生	9.4(8.9~10.0)	13.3(12.7~13.9)	4.4(4.0~4.8)	9.6(9.0~10.1)	2.4(2.1~2.7)	8.5(7.8~9.1)	5.9(5.4~6.4)	0.7(0.6~0.8)	28.1(27.1~29.1)
	女生	8.3(7.8~8.7)	14.5(13.9~15.1)	4.1(3.8~4.4)	11.4(10.9~11.9)	2.8(2.5~3.1)	7.4(7.0~7.8)	7.0(6.5~7.5)	0.5(0.4~0.6)	27.8(26.9~28.7)
	电子烟使用状态									
	现在电子烟使用者	25.6(22.7~28.5)	27.8(24.7~30.9)	7.9(6.6~9.3)	12.8(11.0~14.7)	3.6(2.7~4.5)	15.6(13.3~18.0)	10.1(8.3~11.9)	1.5(0.9~2.1)	54.2(51.4~57.2)
	现在非电子烟使用者	8.3(7.9~8.7)	13.4(12.9~14.0)	4.1(3.9~4.4)	10.4(10.0~10.8)	2.6(2.3~2.8)	7.7(7.3~8.2)	6.3(5.9~6.8)	0.6(0.5~0.6)	27.1(26.2~27.9)
高中	普高	8.6(8.1~9.1)	13.3(12.7~13.9)	4.2(3.9~4.4)	10.1(9.7~10.6)	2.7(2.4~3.0)	7.8(7.3~8.3)	6.5(6.1~6.9)	0.6(0.6~0.7)	26.8(25.9~27.7)
	普高一	8.7(8.2~9.3)	13.5(12.8~14.3)	4.1(3.7~4.5)	9.2(8.7~9.7)	2.9(2.6~3.1)	7.5(6.9~8.1)	6.4(5.9~6.9)	0.7(0.5~0.8)	25.6(24.5~26.7)
	普高二	8.8(8.1~9.4)	13.9(13.1~14.6)	4.3(3.9~4.6)	10.6(10.0~11.3)	2.6(2.3~2.8)	8.1(7.5~8.6)	6.8(6.3~7.4)	0.6(0.5~0.7)	27.4(26.2~28.6)
	普高三	8.3(7.7~8.9)	12.5(11.6~13.4)	4.1(3.8~4.5)	10.5(9.8~11.2)	2.6(1.9~3.4)	7.9(7.3~8.6)	6.4(5.9~6.9)	0.6(0.5~0.6)	27.3(26.1~28.6)
	职高	9.4(8.6~10.1)	15.0(14.2~15.8)	4.4(3.9~5.0)	11.1(10.4~11.8)	2.4(2.1~2.8)	8.2(7.4~8.9)	6.2(5.4~7.0)	0.5(0.3~0.7)	30.3(29.0~31.5)
	职高一	8.9(7.7~10.1)	14.7(13.4~16.0)	4.3(3.3~5.3)	10.9(9.6~12.1)	2.4(1.9~2.9)	7.3(6.3~8.3)	5.6(4.7~6.6)	0.5(0.3~0.7)	29.6(27.4~31.8)
	职高二	9.7(8.7~10.7)	16.0(14.6~17.4)	4.0(3.3~4.6)	10.6(9.6~11.7)	2.5(2.0~3.0)	8.8(7.6~10.0)	6.3(5.2~7.4)	0.4(0.2~0.5)	30.6(28.8~32.3)
	职高三	9.6(7.9~11.2)	14.4(13.0~15.7)	5.1(4.0~6.2)	12.0(10.1~13.8)	2.4(1.8~3.0)	8.5(7.2~9.7)	6.8(5.4~8.3)	0.6(0.1~1.1)	30.7(28.4~33.0)
	城乡									
	城市	10.2(9.4~11.0)	14.7(13.9~15.5)	4.4(3.9~4.9)	10.1(9.3~10.8)	2.5(2.2~2.8)	8.5(7.9~9.1)	6.6(6.1~7.2)	0.7(0.6~0.8)	29.2(27.9~30.4)
	农村	7.9(7.4~8.5)	13.3(12.6~14.0)	4.2(3.8~4.5)	10.7(10.2~11.3)	2.7(2.3~3.0)	7.6(6.8~8.3)	6.3(5.6~6.9)	0.5(0.4~0.6)	27.1(25.9~28.3)

附表 4-3-1　现在吸卷烟的中学生烟草依赖比例　　　　　　　　　　　　　　单位：%

学校类型	人口学特征	合计	男生	女生
总计	合计	23.3（21.3～25.2）	25.2（23.0～27.4）	12.4（10.4～14.4）
	城市	26.8（22.7～31.0）	29.3（24.6～33.9）	13.6（10.1～17.1）
	农村	21.6（19.7～23.5）	23.3（21.2～25.5）	11.9（9.4～14.3）
初中	合计	17.5（15.3～19.8）	19.5（16.8～22.2）	10.4（8.0～12.7）
	年级			
	初一	11.4（7.3～15.5）	12.3（7.9～16.8）	8.9（3.7～14.2）
	初二	15.6（12.7～18.4）	18.1（14.6～21.6）	8.2（4.6～11.8）
	初三	21.7（18.3～25.1）	23.1（19.4～26.8）	14.2（9.1～19.3）
	城乡			
	城市	16.5（14.0～18.9）	18.2（15.5～20.9）	11.0（7.2～14.7）
	农村	17.8（15.0～20.6）	19.8（16.5～23.2）	10.2（7.3～13.1）
高中	合计	26.6（24.1～29.1）	28.2（25.5～30.9）	14.7（11.4～18.0）
	普高	22.1（20.0～24.1）	23.1（20.8～25.4）	15.0（10.5～19.5）
	普高一	20.9（17.7～24.1）	22.2（18.5～25.8）	13.5（6.5～20.5）
	普高二	23.3（20.1～26.5）	24.2（20.8～27.6）	17.3（10.2～24.4）
	普高三	21.8（18.8～24.9）	22.7（19.2～26.1）	13.3（7.4～19.1）
	职高	30.1（26.3～33.9）	32.1（28.0～36.1）	14.5（9.9～19.1）
	职高一	30.8（25.6～35.9）	33.7（28.1～39.3）	8.7（3.9～13.6）
	职高二	31.2（27.2～35.1）	32.8（28.3～37.2）	18.3（11.1～25.6）
	职高三	28.2（22.6～33.8）	29.2（23.5～34.9）	18.7（10.1～27.3）
	城乡			
	城市	30.1（25.3～34.9）	32.3（27.0～37.6）	15.2（10.1～20.2）
	农村	24.5（22.2～26.8）	25.7（23.2～28.2）	14.4（10.0～18.7）

附表 4-3-2　现在吸卷烟的中学生想戒烟的比例　　　　　　　　　　　　　　单位：%

学校类型	人口学特征	合计	男生	女生
总计	合计	66.1（64.3～68.0）	66.9（64.8～69.0）	60.5（56.0～65.1）
	城市	61.7（58.5～65.0）	62.5（58.8～66.2）	56.8（51.7～62.0）
	农村	68.2（66.1～70.3）	69.0（66.6～71.5）	62.5（56.2～68.7）
初中	合计	66.4（63.6～69.3）	67.4（64.6～70.2）	62.2（55.0～69.4）
	年级			
	初一	72.7（67.6～77.8）	72.2（66.2～78.2）	74.1（62.0～86.2）
	初二	69.0（64.4～73.6）	71.5（66.0～77.0）	60.2（53.5～67.0）
	初三	62.0（58.1～65.9）	63.1（59.0～67.2）	54.8（43.7～65.9）
	城乡			
	城市	61.8（57.6～66.1）	62.3（57.5～67.1）	59.9（52.2～67.7）
	农村	67.5（64.2～70.9）	68.6（65.4～71.8）	62.9（53.9～71.8）

续表

学校类型	人口学特征	合计	男生	女生
高中	合计	66.0（63.6～68.3）	66.7（64.1～69.3）	58.7（52.6～64.9）
	普高	66.5（64.4～68.6）	68.2（66.0～70.4）	50.8（44.7～56.8）
	普高一	67.1（63.2～71.0）	69.2（64.8～73.7）	50.3（39.5～61.2）
	普高二	65.4（61.8～69.0）	68.1（64.1～72.0）	44.3（33.9～54.8）
	普高三	67.2（63.9～70.5）	67.7（64.3～71.1）	61.4（51.3～71.4）
	职高	65.6（62.0～69.2）	65.7（61.9～69.5）	64.4（55.8～73.0）
	职高一	60.2（54.0～66.5）	60.4（53.5～67.2）	59.0（44.8～73.1）
	职高二	70.3（66.1～74.6）	69.2（64.7～73.8）	80.6（70.8～90.3）
	职高三	67.0（61.1～72.9）	68.4（62.3～74.5）	52.2（37.5～66.8）
	城乡			
	城市	61.7（57.7～65.7）	62.5（58.1～67.0）	55.2（47.4～63.1）
	农村	68.7（66.1～71.3）	69.3（66.5～72.1）	61.8（52.8～70.9）

附表 4-3-3　现在吸卷烟的中学生在过去 12 个月内尝试过戒烟的比例　　　　　单位：%

学校类型	人口学特征	合计	男生	女生
总计	合计	74.2（72.9～75.6）	74.6（73.2～76.1）	71.7（68.6～74.8）
	城市	72.0（69.1～74.8）	72.7（69.5～75.9）	67.7（63.4～72.1）
	农村	75.3（73.9～76.7）	75.6（74.1～77.1）	73.6（69.6～77.7）
初中	合计	74.7（72.8～76.7）	74.9（72.6～77.2）	74.1（70.3～77.8）
	年级			
	初一	79.3（74.7～83.8）	78.3（71.4～85.2）	81.9（74.0～89.7）
	初二	75.8（72.3～79.3）	76.6（72.4～80.8）	73.2（68.3～78.1）
	初三	72.2（69.5～75.0）	72.7（69.3～76.0）	69.8（62.7～77.0）
	城乡			
	城市	72.6（69.4～75.9）	74.1（70.4～77.8）	67.8（62.2～73.5）
	农村	75.3（73.0～77.6）	75.1（72.4～77.8）	76.0（71.4～80.5）
高中	合计	73.9（72.2～75.7）	74.5（72.7～76.3）	69.3（64.4～74.1）
	普高	71.5（69.5～73.4）	72.8（70.9～74.7）	61.6（54.7～68.4）
	普高一	69.2（66.0～72.4）	70.3（67.0～73.6）	62.6（50.8～74.4）
	普高二	72.8（69.8～75.8）	74.0（70.5～77.5）	64.7（55.9～73.4）
	普高三	71.9（68.2～75.5）	73.4（70.4～76.3）	55.6（39.8～71.4）
	职高	75.8（73.0～78.5）	75.8（72.8～78.7）	75.6（69.3～81.9）
	职高一	76.7（71.1～82.3）	76.6（70.5～82.7）	77.5（68.2～86.7）
	职高二	76.0（72.4～79.5）	75.1（71.2～79.0）	83.1（74.9～91.3）
	职高三	74.3（70.5～78.1）	75.5（71.1～79.9）	62.7（50.4～75.0）
	城乡			
	城市	71.8（68.2～75.3）	72.3（68.6～76.1）	67.7（60.9～74.5）
	农村	75.3（73.6～77.0）	75.9（74.2～77.6）	70.4（63.6～77.2）

附表 4-3-4　现在吸卷烟的中学生接受过戒烟建议的比例　　　　　单位：%

学校类型	人口学特征	合计	男生	女生
总计	合计	10.0（9.1～10.9）	10.1（9.1～11.1）	9.6（7.6～11.7）
	城市	10.5（9.0～12.0）	10.1（8.7～11.5）	12.7（8.0～17.3）
	农村	9.8（8.7～10.9）	10.1（8.9～11.3）	8.2（6.2～10.1）
初中	合计	11.4（9.9～12.9）	11.7（9.9～13.6）	10.3（7.8～12.8）
	年级			
	初一	11.4（8.2～14.6）	12.8（8.6～16.9）	7.6（3.6～11.6）
	初二	12.1（10.1～14.1）	12.4（9.9～15.0）	11.2（8.0～14.4）
	初三	10.9（9.1～12.8）	10.9（8.7～13.0）	11.1（4.8～17.4）
	城乡			
	城市	11.6（9.5～13.6）	11.8（9.2～14.3）	10.9（7.2～14.6）
	农村	11.4（9.6～13.2）	11.7（9.5～13.9）	10.1（7.1～13.2）
高中	合计	9.2（8.2～10.2）	9.2（8.3～10.2）	8.9（5.6～12.3）
	普高	8.8（7.6～10.0）	9.2（8.0～10.5）	5.8（3.4～8.3）
	普高一	8.9（6.7～11.2）	9.6（7.0～12.2）	5.1（2.1～8.1）
	普高二	8.9（7.1～10.7）	9.3（7.4～11.1）	6.7（2.4～10.9）
	普高三	8.7（6.9～10.5）	9.0（7.1～10.8）	5.6（1.4～9.8）
	职高	9.5（8.1～10.9）	9.2（7.9～10.6）	11.5（5.8～17.2）
	职高一	10.3（7.8～12.8）	9.6（7.4～11.9）	15.1（5.4～24.7）
	职高二	8.8（6.6～10.9）	8.4（6.6～10.3）	11.4（3.5～19.3）
	职高三	9.3（6.2～12.4）	9.6（6.4～12.8）	5.9（1.1～10.7）
	城乡			
	城市	10.2（8.4～12.0）	9.7（8.1～11.3）	13.7（7.0～20.4）
	农村	8.6（7.5～9.6）	9.0（7.8～10.1）	5.3（3.1～7.5）

附表 4-4-1　中学生过去 7 天内在四类场所看到有人吸烟的比例　　　　　单位：%

学校类型	人口学特征	家	室内公共场所	室外公共场所	公共交通工具	合计
总计	合计	34.1（33.1～35.1）	50.5（49.4～51.5）	52.4（51.3～53.5）	25.1（24.2～26.1）	66.4（65.3～67.4）
	性别					
	男生	36.2（35.2～37.2）	54.0（53.0～55.1）	55.6（54.5～56.8）	27.8（26.8～28.8）	69.5（68.5～70.6）
	女生	31.7（30.6～32.8）	46.5（45.4～47.6）	48.8（47.5～50.0）	22.1（21.1～23.1）	62.8（61.6～64.1）
	城乡					
	城市	33.6（32.1～35.0）	49.3（47.7～50.8）	52.7（50.9～54.5）	22.0（20.8～23.2）	66.2（64.5～68.0）
	农村	34.4（33.1～35.7）	51.2（49.9～52.6）	52.2（50.8～53.6）	27.4（26.1～28.6）	66.4（65.1～67.8）

续表

学校类型	人口学特征	家	室内公共场所	室外公共场所	公共交通工具	合计
初中	合计	34.1(33.1~35.2)	45.8(44.7~47.0)	48.6(47.4~49.9)	23.4(22.3~24.4)	63.2(62.0~64.5)
	性别					
	男生	36.0(34.8~37.1)	47.9(46.6~49.1)	50.6(49.2~52.0)	25.9(24.7~27.0)	65.4(64.0~66.7)
	女生	32.0(30.9~33.2)	43.5(42.3~44.7)	46.4(45.1~47.7)	20.5(19.3~21.6)	60.8(59.4~62.2)
	年级					
	初一	30.5(29.3~31.8)	37.0(35.5~38.5)	40.5(38.9~42.2)	18.8(17.5~20.1)	55.8(54.0~57.6)
	初二	36.0(34.7~37.3)	48.6(47.1~50.1)	51.0(49.4~52.6)	23.7(22.2~25.2)	66.1(64.5~67.6)
	初三	36.1(34.9~37.3)	52.6(51.3~53.9)	55.0(53.6~56.5)	28.0(26.9~29.1)	68.5(67.2~69.7)
	城乡					
	城市	33.2(31.8~34.6)	44.9(43.4~46.4)	49.5(47.6~51.4)	20.7(19.5~21.9)	63.5(61.7~65.3)
	农村	34.6(33.2~36.1)	46.3(44.8~47.9)	48.2(46.5~49.9)	25.1(23.7~26.5)	63.1(61.4~64.8)
高中	合计	34.0(32.8~35.2)	56.5(55.1~57.9)	57.3(55.9~58.6)	27.3(26.0~28.5)	70.4(69.2~71.7)
	性别					
	男生	36.6(35.2~37.9)	62.4(60.9~63.9)	62.5(61.1~63.8)	30.2(28.7~31.6)	75.2(73.9~76.5)
	女生	31.3(29.9~32.7)	50.3(48.6~51.9)	51.7(50.1~53.4)	24.0(22.7~25.4)	65.4(63.7~67.0)
	普高	33.6(32.3~35.0)	58.0(56.5~59.6)	58.8(57.3~60.4)	29.9(28.7~31.2)	72.0(70.5~73.5)
	普高一	35.2(33.8~36.6)	56.3(54.3~58.2)	57.6(55.8~59.4)	28.0(26.6~29.5)	71.6(69.9~73.3)
	普高二	34.1(32.5~35.7)	58.7(56.9~60.5)	59.4(57.6~61.2)	30.2(28.8~31.6)	72.5(70.8~74.2)
	普高三	31.7(30.1~33.3)	59.1(57.2~61.0)	59.4(57.5~61.4)	31.8(30.0~33.6)	71.9(70.0~73.9)
	职高	34.7(32.9~36.5)	53.6(51.4~55.7)	54.2(52.3~56.1)	23.5(21.5~25.5)	67.3(65.4~69.2)
	职高一	36.0(33.4~38.6)	53.2(50.2~56.1)	53.6(50.8~56.4)	23.8(21.3~26.3)	66.7(63.9~69.5)
	职高二	33.7(31.5~35.9)	52.4(48.9~55.9)	52.9(50.0~55.7)	23.3(20.3~26.3)	66.7(63.8~69.7)
	职高三	34.3(31.8~36.9)	55.2(51.9~58.5)	56.2(53.7~58.8)	23.3(20.4~26.1)	68.6(66.2~71.1)
	城乡					
	城市	34.0(32.2~35.9)	54.3(52.1~56.6)	56.5(54.2~58.7)	23.5(21.8~25.1)	69.5(67.3~71.6)
	农村	34.0(32.4~35.6)	58.0(56.3~59.8)	57.8(56.2~59.4)	30.3(28.7~32.0)	71.1(69.6~72.6)

附表 4-4-2　中学生过去 30 天内在学校看到有人吸烟的比例　　　　单位：%

学校类型	人口学特征	合计	城市	农村
总计	合计	50.7(49.4~52.0)	44.8(42.9~46.6)	54.3(52.6~56.0)
	男生	57.4(56.1~58.8)	51.3(49.2~53.5)	61.2(59.5~62.8)
	女生	43.2(41.8~44.6)	37.4(35.6~39.2)	46.7(44.8~48.6)

续表

学校类型	人口学特征	合计	城市	农村
初中	合计	45.2（43.7～46.8）	38.1（36.3～39.9）	49.3（47.2～51.4）
	年级			
	初一	37.5（35.7～39.3）	31.2（29.0～33.4）	41.1（38.6～43.5）
	初二	46.7（44.9～48.5）	39.6（37.3～42.0）	50.7（48.3～53.2）
	初三	52.2（50.5～53.9）	44.0（41.7～46.3）	56.8（54.5～59.1）
	性别			
	男生	50.2（48.6～51.9）	42.1（40.0～44.3）	54.8（52.7～57.0）
	女生	39.5（37.9～41.0）	33.4（31.7～35.1）	42.9（40.8～45.1）
高中	合计	57.8（55.8～59.7）	52.6（49.4～55.7）	61.3（59.0～63.6）
	普高	57.3（55.3～59.3）	50.3（47.5～53.0）	61.4（58.8～64.1）
	普高一	52.4（49.8～54.9）	43.2（40.0～46.4）	57.7（54.2～61.1）
	普高二	58.3（56.0～60.5）	52.5（49.2～55.8）	61.6（58.7～64.5）
	普高三	61.4（59.1～63.7）	55.1（51.6～58.6）	65.1（62.1～68.0）
	职高	58.6（55.3～62.0）	56.1（50.2～62.0）	60.9（57.5～64.3）
	职高一	60.0（56.6～63.4）	59.3（53.8～64.7）	60.7（56.4～65.0）
	职高二	58.1（53.2～63.0）	55.6（47.7～63.4）	60.4（54.4～66.4）
	职高三	57.6（53.1～62.1）	53.2（46.7～59.7）	61.7（56.3～67.1）
	性别			
	男生	67.1（65.2～69.1）	62.4（59.0～65.8）	70.4（68.2～72.6）
	女生	47.8（45.7～49.9）	41.9（38.9～45.0）	51.7（49.1～54.3）

附表 4-4-3　中学生在校期间看到教师在学校吸烟的频率　　　　单位：%

学校类型	人口学特征	几乎每天	有时	从未见过	不知道	合计
总计	合计	9.9（9.2～10.6）	37.0（35.9～38.1）	42.4（40.9～43.9）	10.7（10.4～11.0）	100.0
	性别					
	男生	13.4（12.5～14.3）	37.7（36.7～38.7）	38.1（36.6～39.6）	10.8（10.5～11.2）	100.0
	女生	6.1（5.5～6.6）	36.2（34.9～37.5）	47.2（45.7～48.8）	10.6（10.2～10.9）	100.0
	城乡					
	城市	7.0（6.2～7.8）	30.7（29.0～32.3）	50.6（48.3～52.8）	11.8（11.3～12.2）	100.0
	农村	11.7（10.8～12.6）	40.9（39.6～42.1）	37.4（35.6～39.1）	10.1（9.7～10.4）	100.0

续表

学校类型	人口学特征	几乎每天	有时	从未见过	不知道	合计
初中	合计	8.5(7.8~9.2)	34.1(32.9~35.3)	47.3(45.7~48.9)	10.1(9.8~10.4)	100.0
	性别					
	男生	11.2(10.4~12.1)	34.7(33.5~35.9)	43.5(41.9~45.2)	10.6(10.2~11.0)	100.0
	女生	5.4(4.8~5.9)	33.4(32.0~34.8)	51.7(50.0~53.3)	9.6(9.2~10.0)	100.0
	年级					
	初一	4.7(4.2~5.3)	23.9(22.4~25.4)	60.8(58.8~62.9)	10.6(10.0~11.1)	100.0
	初二	8.5(7.6~9.3)	37.3(35.7~38.9)	44.3(42.2~46.3)	9.9(9.5~10.3)	100.0
	初三	12.7(11.4~13.9)	41.8(40.3~43.3)	35.7(33.9~37.6)	9.8(9.4~10.3)	100.0
	城乡					
	城市	5.7(5.1~6.3)	27.0(25.1~29.0)	56.4(54.1~58.8)	10.9(10.5~11.3)	100.0
	农村	10.1(9.1~11.0)	38.1(36.7~39.5)	42.1(40.1~44.2)	9.7(9.2~10.1)	100.0
高中	合计	11.8(10.8~12.8)	40.8(39.3~42.2)	36.0(33.9~38.1)	11.5(11.0~11.9)	100.0
	性别					
	男生	16.3(15.0~17.6)	41.8(40.4~43.2)	30.7(28.5~32.9)	11.2(10.6~11.7)	100.0
	女生	7.0(6.2~7.7)	39.6(37.8~41.5)	41.6(39.4~43.8)	11.8(11.3~12.3)	100.0
	普高	13.0(11.8~14.1)	41.1(39.5~42.6)	35.5(33.3~37.6)	10.5(10.1~10.9)	100.0
	普高一	10.3(8.8~11.9)	34.3(32.4~36.1)	43.7(40.9~46.5)	11.7(11.0~12.3)	100.0
	普高二	13.1(11.7~14.5)	44.0(42.2~45.9)	33.0(30.6~35.3)	9.9(9.2~10.6)	100.0
	普高三	15.4(13.7~17.2)	44.9(43.0~46.8)	29.7(27.3~32.1)	10.0(9.3~10.6)	100.0
	职高	9.4(8.1~10.8)	40.2(37.7~42.6)	37.0(33.7~40.4)	13.4(12.5~14.2)	100.0
	职高一	8.3(6.8~9.7)	38.6(36.2~41.1)	39.2(35.9~42.5)	14.0(12.8~15.1)	100.0
	职高二	10.5(8.7~12.3)	40.7(37.5~43.8)	35.9(31.7~40.2)	12.9(11.5~14.3)	100.0
	职高三	9.7(7.6~11.7)	41.4(37.3~45.5)	35.7(30.6~40.8)	13.2(11.6~14.7)	100.0
	城乡					
	城市	8.6(7.2~9.9)	34.9(32.7~37.1)	43.7(40.4~47.1)	12.8(12.1~13.4)	100.0
	农村	14.0(12.7~15.3)	44.7(43.1~46.4)	30.7(28.4~33.0)	10.6(10.0~11.1)	100.0

附表 4-4-4　中学生对二手烟危害的认识　　　　　单位：%

学校类型	人口学特征	肯定不会	可能不会	可能会	肯定会	合计
总计	合计	2.0(1.9~2.1)	1.6(1.4~1.7)	19.9(19.3~20.4)	76.6(75.8~77.3)	100.0
	性别					
	男生	2.5(2.3~2.7)	1.6(1.5~1.8)	17.5(17.0~18.1)	78.3(77.6~79.1)	100.0
	女生	1.4(1.3~1.5)	1.5(1.3~1.7)	22.4(21.7~23.2)	74.6(73.8~75.5)	100.0
	吸烟状态					
	现在吸烟者	4.1(3.5~4.6)	4.9(4.3~5.4)	26.1(24.9~27.2)	65.0(63.6~66.4)	100.0
	现在非吸烟者	1.8(1.7~2.0)	1.3(1.2~1.5)	19.4(18.8~20.0)	77.4(76.7~78.1)	100.0
	城乡					
	城市	1.8(1.7~2.0)	1.4(1.3~1.5)	18.5(17.8~19.2)	78.3(77.5~79.0)	100.0
	农村	2.1(1.9~2.3)	1.7(1.5~1.8)	20.7(19.8~21.6)	75.6(74.4~76.7)	100.0

续表

学校类型	人口学特征	肯定不会	可能不会	可能会	肯定会	合计
初中	合计	2.2(2.0~2.4)	1.8(1.6~2.0)	22.3(21.5~23.1)	73.7(72.7~74.8)	100.0
	性别					
	男生	2.7(2.5~2.9)	1.7(1.5~1.9)	19.2(18.5~20.0)	76.3(75.4~77.3)	100.0
	女生	1.6(1.5~1.7)	1.8(1.6~2.0)	25.9(24.9~26.9)	70.7(69.5~71.9)	100.0
	吸烟状态					
	现在吸烟者	5.3(4.2~6.4)	7.2(6.2~8.1)	30.4(28.6~32.2)	57.1(55.4~58.8)	100.0
	现在非吸烟者	2.0(1.9~2.2)	1.5(1.4~1.7)	22.0(21.2~22.8)	74.4(73.5~75.4)	100.0
	年级					
	初一	2.4(2.2~2.7)	1.9(1.6~2.2)	24.0(22.9~25.1)	71.7(70.3~73.0)	100.0
	初二	2.2(2.0~2.5)	1.9(1.7~2.1)	23.0(22.1~23.9)	72.9(71.8~74.0)	100.0
	初三	1.9(1.6~2.2)	1.5(1.3~1.7)	19.8(18.8~20.8)	76.8(75.6~78.0)	100.0
	城乡					
	城市	1.9(1.7~2.0)	1.4(1.3~1.5)	20.4(19.5~21.3)	76.4(75.4~77.3)	100.0
	农村	2.4(2.1~2.6)	2.0(1.7~2.3)	23.4(22.3~24.6)	72.2(70.7~73.8)	100.0
高中	合计	1.7(1.6~1.9)	1.3(1.2~1.4)	16.6(16.1~17.2)	80.3(79.7~81.0)	100.0
	性别					
	男生	2.3(2.1~2.5)	1.4(1.3~1.6)	15.2(14.6~15.9)	81.1(80.3~81.8)	100.0
	女生	1.2(1.0~1.3)	1.1(1.0~1.2)	18.1(17.3~18.9)	79.6(78.7~80.4)	100.0
	吸烟状态					
	现在吸烟者	3.4(2.9~3.9)	3.5(2.9~4.1)	23.5(22.1~25.0)	69.6(67.9~71.4)	100.0
	现在非吸烟者	1.6(1.4~1.7)	1.1(1.0~1.2)	15.9(15.4~16.5)	81.5(80.8~82.1)	100.0
	普高	1.5(1.3~1.7)	0.9(0.9~1.0)	15.1(14.5~15.7)	82.5(81.8~83.1)	100.0
	普高一	1.4(1.2~1.6)	0.9(0.8~1.1)	15.4(14.6~16.2)	82.3(81.4~83.1)	100.0
	普高二	1.7(1.4~2.0)	1.0(0.8~1.2)	15.6(14.8~16.4)	81.7(80.9~82.6)	100.0
	普高三	1.4(1.1~1.7)	0.9(0.8~1.1)	14.3(13.5~15.1)	83.4(82.5~84.2)	100.0
	职高	2.2(1.9~2.5)	1.9(1.7~2.2)	19.7(18.5~20.9)	76.1(74.8~77.5)	100.0
	职高一	2.1(1.6~2.6)	2.2(1.8~2.7)	21.8(19.7~23.9)	73.9(71.4~76.4)	100.0
	职高二	2.7(2.1~3.3)	2.2(1.7~2.7)	20.4(19.0~21.7)	74.8(73.3~76.3)	100.0
	职高三	1.8(1.3~2.2)	1.4(0.9~1.9)	16.8(14.9~18.6)	80.1(78.3~81.9)	100.0
	城乡					
	城市	1.8(1.6~2.0)	1.4(1.2~1.6)	16.3(15.4~17.2)	80.5(79.4~81.5)	100.0
	农村	1.7(1.5~1.9)	1.2(1.1~1.3)	16.9(16.1~17.6)	80.2(79.4~81.0)	100.0

附表 4-5-1　现在吸卷烟的中学生在过去 30 天中最近一次买烟时未因为年龄原因而被拒绝的比例　单位：%

学校类型	人口学特征	合计	城市	农村
总计	合计	83.3（82.0～84.6）	84.1（82.2～86.0）	82.9（81.2～84.6）
	男生	83.0（81.6～84.4）	84.0（81.7～86.3）	82.5（80.7～84.2）
	女生	85.2（82.3～88.1）	84.7（81.2～88.2）	85.5（81.5～89.5）
初中	合计	76.5（74.1～79.0）	75.9（72.6～79.3）	76.7（73.7～79.7）
	年级			
	初一	66.1（57.6～74.5）	66.4（55.1～77.6）	66.0（55.9～76.1）
	初二	76.7（72.5～80.9）	77.5（73.0～82.0）	76.4（71.2～81.7）
	初三	79.8（77.4～82.3）	77.2（72.6～81.9）	80.6（77.7～83.6）
	性别			
	男生	75.4（72.8～78.0）	74.8（70.8～78.9）	75.6（72.5～78.7）
	女生	81.1（76.6～85.7）	79.5（74.8～84.1）	81.8（75.8～87.7）
高中	合计	87.6（86.3～88.8）	86.9（84.7～89.0）	88.0（86.5～89.6）
	普高	87.6（86.0～89.2）	87.1（84.6～89.5）	87.8（85.7～89.8）
	普高一	86.0（83.6～88.4）	85.5（81.7～89.4）	86.2（83.1～89.2）
	普高二	86.9（84.2～89.6）	85.6（81.5～89.8）	87.4（84.0～90.9）
	普高三	91.0（88.4～93.7）	91.5（87.3～95.7）	90.8（87.4～94.1）
	职高	87.6（85.6～89.5）	86.8（84.0～89.6）	88.3（85.6～90.9）
	职高一	84.1（80.7～87.5）	82.1（77.4～86.7）	86.2（81.7～90.8）
	职高二	92.3（89.7～95.0）	92.8（88.6～97.0）	91.9（88.5～95.3）
	职高三	87.3（83.0～91.5）	88.4（84.0～92.8）	86.2（79.2～93.2）
	性别			
	男生	87.3（85.9～88.7）	86.7（84.1～89.3）	87.7（86.1～89.4）
	女生	89.7（86.5～93.0）	88.2（82.8～93.7）	90.9（87.1～94.7）

附表 4-5-2　现在吸卷烟的中学生在过去 30 天买过 20 支一包的卷烟的市场价格分布　单位：%

学校类型	人口学特征	<3元	3～5元	6～10元	11～20元	≥21元	合计
总计	合计	1.7（1.3～2.1）	2.4（1.7～3.0）	18.7（16.5～20.9）	54.8（52.5～57.1）	22.5（20.6～24.4）	100.0
	性别						
	男生	1.6（1.2～2.0）	2.4（1.7～3.2）	19.7（17.4～21.9）	54.9（52.5～57.3）	21.4（19.4～23.3）	100.0
	女生	2.2（1.0～3.4）	2.0（1.2～2.8）	12.0（8.9～15.1）	53.7（49.6～57.7）	30.1（26.3～33.9）	100.0
	城乡						
	城市	1.4（0.8～2.0）	1.7（1.2～2.3）	18.3（14.1～22.4）	53.3（49.9～56.7）	25.3（21.6～28.9）	100.0
	农村	1.8（1.3～2.3）	2.7（1.7～3.6）	18.9（16.4～21.4）	55.5（52.5～58.5）	21.1（18.9～23.3）	100.0

续表

学校类型	人口学特征	<3元	3~5元	6~10元	11~20元	≥21元	合计
初中	合计	3.4(2.4~4.3)	3.9(2.2~5.6)	22.1(18.8~25.4)	46.5(41.3~51.8)	24.1(21.4~26.9)	100.0
	性别						
	男生	3.5(2.5~4.5)	4.1(2.1~6.1)	23.2(19.6~26.7)	46.0(40.5~51.6)	23.2(20.5~25.9)	100.0
	女生	3.0(1.0~5.0)	2.8(1.4~4.2)	17.4(12.7~22.1)	48.7(42.3~55.2)	28.0(23.0~33.1)	100.0
	年级						
	初一	7.4(3.4~11.5)	5.0(2.0~8.0)	25.1(18.4~31.8)	38.4(29.1~47.6)	24.1(17.8~30.3)	100.0
	初二	2.0(0.6~3.4)	4.7(2.7~6.8)	25.7(21.1~30.2)	43.5(37.2~49.8)	24.1(19.4~28.8)	100.0
	初三	3.0(1.7~4.4)	3.0(0.9~5.1)	18.7(15.3~22.0)	51.2(46.3~56.0)	24.1(20.8~27.5)	100.0
	城乡						
	城市	4.1(2.4~5.8)	3.2(2.0~4.4)	19.2(13.4~25.0)	45.2(39.4~51.1)	28.2(23.6~32.8)	100.0
	农村	3.2(2.1~4.3)	4.1(1.9~6.2)	22.9(18.9~26.9)	46.9(40.4~53.4)	22.9(19.7~26.2)	100.0
高中	合计	0.9(0.6~1.2)	1.6(1.2~2.1)	17.1(14.6~19.6)	58.7(56.5~60.9)	21.7(19.4~24.0)	100.0
	性别						
	男生	0.8(0.5~1.1)	1.7(1.1~2.2)	18.2(15.6~20.8)	58.8(56.4~61.1)	20.6(18.2~23.0)	100.0
	女生	1.4(0.5~2.4)	1.3(0.3~2.3)	7.0(4.0~10.0)	58.2(53.2~63.2)	32.0(26.9~37.2)	100.0
	普高	1.1(0.6~1.6)	1.7(1.1~2.3)	11.9(10.1~13.8)	59.5(56.8~62.1)	25.8(23.1~28.6)	100.0
	普高一	1.2(0.3~2.1)	1.9(0.1~3.8)	11.5(8.7~14.4)	61.0(57.4~64.6)	24.3(19.9~28.7)	100.0
	普高二	1.3(0.4~2.2)	1.2(0.6~1.8)	11.5(9.2~13.9)	61.3(57.4~65.2)	24.7(21.0~28.3)	100.0
	普高三	0.9(0.3~1.5)	1.9(0.9~2.9)	12.5(9.9~15.2)	56.5(51.4~61.6)	28.1(23.1~33.2)	100.0
	职高	0.7(0.4~1.0)	1.6(0.9~2.3)	20.7(17.0~24.4)	58.2(54.8~61.5)	18.8(15.8~21.9)	100.0
	职高一	0.6(0.2~1.0)	1.3(0.1~2.6)	20.2(15.3~25.1)	56.8(51.8~61.8)	21.1(16.0~26.1)	100.0
	职高二	0.6(0.1~1.0)	1.4(0.4~2.4)	21.9(15.2~28.6)	60.5(55.4~65.5)	15.6(12.1~19.2)	100.0
	职高三	1.0(0.2~1.7)	2.2(0.9~3.6)	20.0(14.3~25.8)	57.5(51.0~63.9)	19.3(14.6~24.0)	100.0
	城乡						
	城市	0.7(0.2~1.1)	1.3(0.8~1.9)	18.0(13.2~22.9)	55.5(51.7~59.3)	24.5(20.3~28.6)	100.0
	农村	1.0(0.6~1.4)	1.8(1.1~2.5)	16.5(13.9~19.1)	60.8(58.1~63.4)	19.9(17.2~22.7)	100.0

附表 4-6-1　中学生过去 30 天内在电视 / 广播 / 互联网 / 户外广告牌等媒体接触到控烟信息的比例　单位：%

学校类型	人口学特征	合计	城市	农村
总计	合计	63.9(63.0~64.7)	66.6(65.3~67.9)	62.2(61.1~63.2)
	性别			
	男生	63.9(63.0~64.8)	66.8(65.3~68.2)	62.1(60.9~63.3)
	女生	63.8(62.9~64.7)	66.5(65.1~67.8)	62.2(61.0~63.4)
	吸烟状态			
	现在吸烟者	53.9(52.6~55.1)	57.2(55.2~59.2)	52.3(50.8~53.9)
	现在非吸烟者	64.5(63.7~65.4)	67.2(65.8~68.5)	62.9(61.8~64.0)

学校类型	人口学特征	合计	城市	农村
初中	合计	64.9（64.0～65.9）	68.1（66.5～69.7）	63.1（62.0～64.3）
	性别			
	男生	65.4（64.3～66.4）	68.6（66.8～70.3）	63.6（62.3～64.9）
	女生	64.4（63.4～65.4）	67.6（66.0～69.2）	62.6（61.3～63.9）
	吸烟状态			
	现在吸烟者	53.6（51.5～55.7）	55.7（52.0～59.3）	53.0（50.6～55.5）
	现在非吸烟者	65.4（64.5～66.4）	68.4（66.8～70.1）	63.7（62.6～64.8）
	年级			
	初一	61.3（60.0～62.6）	65.2（63.4～67.0）	59.1（57.3～60.9）
	初二	67.4（66.3～68.5）	70.2（68.3～72.2）	65.8（64.5～67.1）
	初三	66.3（65.1～67.5）	69.1（67.5～70.7）	64.7（63.1～66.3）
高中	合计	62.5（61.4～63.5）	64.9（63.4～66.4）	60.8（59.4～62.2）
	性别			
	男生	61.9（60.7～63.1）	64.7（62.9～66.4）	60.0（58.5～61.6）
	女生	63.1（61.9～64.2）	65.2（63.5～66.8）	61.6（60.1～63.2）
	吸烟状态			
	现在吸烟者	54.1（52.5～55.6）	57.7（55.4～60.0）	51.8（49.8～53.8）
	现在非吸烟者	63.3（62.2～64.4）	65.6（64.0～67.2）	61.7（60.3～63.1）
	普高	62.1（61.0～63.3）	64.9（63.4～66.3）	60.5（58.9～62.1）
	普高一	62.6（61.2～63.9）	66.3（64.9～67.8）	60.4（58.5～62.3）
	普高二	62.9（61.7～64.2）	65.2（63.3～67.0）	61.6（60.0～63.3）
	普高三	60.9（59.4～62.3）	63.2（61.4～65.0）	59.5（57.5～61.6）
	职高	63.1（61.4～64.9）	65.0（62.5～67.4）	61.5（59.1～63.9）
	职高一	61.4（59.5～63.3）	61.4（58.6～64.2）	61.4（58.8～64.1）
	职高二	64.1（61.6～66.5）	66.0（63.1～68.9）	62.3（58.4～66.2）
	职高三	64.1（61.0～67.2）	67.9（63.9～71.9）	60.6（56.7～64.5）

附表 4-6-2　中学生过去 12 个月内在课堂上学习过烟草使用导致具体健康危害知识的比例　　单位：%

学校类型	人口学特征	合计	城市	农村
总计	合计	48.4（47.2～49.5）	49.1（47.3～50.9）	47.9（46.5～49.4）
	性别			
	男生	47.4（46.3～48.5）	48.9（47.2～50.6）	46.5（45.1～47.9）
	女生	49.4（48.2～50.7）	49.3（47.2～51.4）	49.5（47.9～51.1）
	吸烟状态			
	现在吸烟者	45.1（43.3～47.0）	44.2（41.5～47.0）	45.5（43.2～47.9）
	现在非吸烟者	48.6（47.4～49.8）	49.4（47.5～51.2）	48.1（46.6～49.6）

学校类型	人口学特征	合计	城市	农村
初中	合计	49.2（47.9～50.5）	50.4（48.3～52.5）	48.5（46.9～50.2）
	性别			
	男生	48.2（46.9～49.4）	49.9（47.9～51.9）	47.2（45.6～48.8）
	女生	50.4（48.9～51.9）	51.0（48.6～53.4）	50.1（48.1～52.0）
	吸烟状态			
	现在吸烟者	46.7（43.8～49.5）	43.4（39.9～46.9）	47.5（44.1～51.0）
	现在非吸烟者	49.3（48.0～50.7）	50.6（48.5～52.8）	48.6（46.9～50.3）
	年级			
	初一	45.7（44.3～47.1）	47.6（45.2～49.9）	44.6（42.8～46.5）
	初二	50.9（49.1～52.7）	51.8（49.2～54.4）	50.5（48.0～52.9）
	初三	51.2（49.7～52.8）	52.0（49.4～54.7）	50.7（48.8～52.7）
高中	合计	47.3（45.9～48.7）	47.5（45.4～49.6）	47.1（45.3～49.0）
	性别			
	男生	46.4（44.9～47.9）	47.7（45.5～49.9）	45.5（43.5～47.5）
	女生	48.3（46.8～49.7）	47.4（44.9～49.8）	48.8（47.0～50.7）
	吸烟状态			
	现在吸烟者	44.2（42.1～46.3）	44.5（41.2～47.8）	44.0（41.3～46.7）
	现在非吸烟者	47.6（46.2～49.0）	47.8（45.6～50.0）	47.4（45.6～49.3）
	普高	45.6（43.9～47.2）	45.5（42.9～48.0）	45.6（43.5～47.8）
	普高一	46.9（44.9～48.9）	47.8（44.5～51.0）	46.4（43.9～48.9）
	普高二	46.0（44.2～47.8）	46.2（43.4～49.0）	45.9（43.6～48.2）
	普高三	43.8（41.6～46.0）	42.5（39.2～45.7）	44.6（41.7～47.5）
	职高	50.7（48.7～52.6）	50.6（48.3～53.0）	50.7（47.7～53.8）
	职高一	49.2（47.0～51.5）	48.7（45.5～51.9）	49.7（46.5～52.9）
	职高二	50.9（47.5～54.4）	49.7（45.3～54.1）	52.1（46.9～57.3）
	职高三	52.1（48.3～55.9）	53.8（48.0～59.6）	50.5（45.7～55.2）

附表 4-6-3　中学生过去 30 天内在电视/录像/视频/电影中看到有人吸烟的比例　　　　单位：%

学校类型	人口学特征	合计	城市	农村
总计	合计	71.7（71.0～72.3）	69.5（68.5～70.4）	73.0（72.2～73.8）
	性别			
	男生	76.8（76.2～77.4）	75.2（74.2～76.2）	77.8（77.0～78.6）
	女生	65.9（65.1～66.7）	62.9（61.9～64.0）	67.7（66.6～68.7）
	吸烟状态			
	现在吸烟者	82.7（81.5～83.9）	82.6（80.6～84.6）	82.7（81.2～84.2）
	现在非吸烟者	70.8（70.2～71.5）	68.6（67.7～69.6）	72.2（71.4～73.0）

续表

学校类型	人口学特征	合计	城市	农村
	合计	69.5（68.8～70.2）	66.5（65.4～67.5）	71.2（70.3～72.1）
	性别			
	男生	74.1（73.3～74.9）	71.4（70.3～72.6）	75.6（74.5～76.7）
	女生	64.2（63.4～65.1）	60.6（59.4～61.8）	66.2（65.0～67.3）
	吸烟状态			
初中	现在吸烟者	82.1（80.2～84.1）	81.4（79.0～83.8）	82.3（80.0～84.7）
	现在非吸烟者	68.9（68.2～69.6）	66.0（65.0～67.1）	70.6（69.7～71.4）
	年级			
	初一	65.6（64.5～66.7）	63.5（62.2～64.9）	66.8（65.2～68.4）
	初二	70.8（69.8～71.9）	67.7（65.8～69.7）	72.6（71.4～73.8）
	初三	72.2（71.3～73.1）	68.2（66.8～69.6）	74.3（73.1～75.5）
	合计	74.5（73.6～75.4）	72.9（71.5～74.3）	75.5（74.4～76.7）
	性别			
	男生	80.5（79.7～81.3）	79.6（78.1～81.1）	81.0（80.1～82.0）
	女生	68.0（66.8～69.2）	65.5（64.1～67.0）	69.6（67.9～71.3）
	吸烟状态			
	现在吸烟者	83.0（81.5～84.5）	83.0（80.4～85.5）	83.0（81.2～84.8）
	现在非吸烟者	73.5（72.6～74.4）	71.8（70.5～73.2）	74.7（73.5～75.9）
高中	普高	72.9（71.9～73.9）	70.3（69.3～71.4）	74.4（73.0～75.8）
	普高一	72.2（71.1～73.3）	69.5（68.3～70.7）	73.8（72.3～75.3）
	普高二	73.9（72.7～75.1）	72.7（71.4～73.9）	74.5（72.8～76.3）
	普高三	72.6（71.3～73.9）	68.6（66.8～70.5）	74.9（73.2～76.6）
	职高	77.4（75.8～78.9）	76.6（74.0～79.2）	78.1（76.3～79.9）
	职高一	77.5（75.3～79.6）	77.1（73.9～80.3）	77.8（74.9～80.8）
	职高二	78.3（76.3～80.3）	76.6（73.3～79.9）	79.9（77.6～82.2）
	职高三	76.3（73.8～78.8）	76.0（71.8～80.2）	76.6（73.6～79.5）

附表 4-6-4　中学生看到烟草产品营销的比例　　　　　单位：%

学校类型	人口学特征	烟草零售店*	互联网*	被烟草公司工作人员提供免费烟草产品**
	合计	46.4（45.3～47.5）	23.4（22.8～23.9）	2.1（2.0～2.3）
	性别			
	男生	45.2（44.1～46.4）	24.2（23.5～24.8）	2.7（2.5～2.9）
	女生	48.0（46.5～49.5）	22.5（21.9～23.1）	1.5（1.3～1.6）
总计	吸烟状态			
	现在吸烟者	41.3（39.4～43.2）	27.0（25.4～28.5）	5.2（4.4～5.9）
	现在非吸烟者	47.4（46.2～48.6）	23.1（22.5～23.6）	1.9（1.8～2.0）
	城乡			
	城市	46.8（45.3～48.2）	22.7（22.0～23.4）	2.1（2.0～2.2）
	农村	46.2（44.6～47.7）	23.8（23.0～24.6）	2.1（2.0～2.3）

续表

学校类型	人口学特征	烟草零售店 *	互联网 *	被烟草公司工作人员提供免费烟草产品 **
初中	合计	48.9（47.5～50.2）	23.2（22.6～23.9）	2.0（1.8～2.2）
	性别			
	男生	49.1（47.6～50.5）	24.0（23.3～24.8）	2.5（2.2～2.7）
	女生	48.6（46.8～50.4）	22.3（21.6～23.0）	1.5（1.3～1.6）
	吸烟状态			
	现在吸烟者	49.6（46.8～52.4）	31.4（29.6～33.2）	6.2（4.8～7.5）
	现在非吸烟者	48.7（47.3～50.1）	22.8（22.1～23.4）	1.8（1.7～1.9）
	年级			
	初一	47.6（45.6～49.6）	21.7（20.7～22.7）	1.8（1.6～2.0）
	初二	50.4（48.8～52.0）	23.6（22.7～24.6）	2.0（1.8～2.2）
	初三	48.4（46.8～50.1）	24.1（23.4～24.9）	2.3（2.0～2.5）
	城乡			
	城市	49.4（47.8～51.0）	21.8（21.1～22.5）	1.9（1.8～2.1）
	农村	48.6（46.8～50.4）	24.1（23.1～25.0）	2.0（1.8～2.3）
高中	合计	43.8（42.5～45.2）	23.6（22.8～24.3）	2.3（2.1～2.5）
	性别			
	男生	41.5（40.0～43.1）	24.3（23.4～25.2）	3.1（2.8～3.3）
	女生	47.4（45.2～49.5）	22.7（21.9～23.6）	1.5（1.3～1.6）
	吸烟状态			
	现在吸烟者	37.2（34.5～39.9）	24.5（22.5～26.5）	4.6（3.9～5.2）
	现在非吸烟者	45.8（44.3～47.3）	23.4（22.7～24.2）	2.1（1.9～2.2）
	普高	42.0（40.3～43.6）	21.4（20.6～22.1）	2.1（1.9～2.2）
	普高一	44.1（42.2～46.1）	21.1（20.2～22.0）	1.8（1.5～2.0）
	普高二	42.5（40.8～44.2）	22.5（21.6～23.4）	2.2（2.0～2.5）
	普高三	39.3（37.0～41.6）	20.5（19.5～21.5）	2.1（1.9～2.4）
	职高	46.7（44.8～48.7）	27.7（26.5～28.9）	2.8（2.4～3.1）
	职高一	47.1（44.1～50.1）	27.9（25.6～30.3）	3.2（2.6～3.8）
	职高二	46.2（43.6～48.9）	27.1（25.5～28.8）	2.7（2.1～3.2）
	职高三	46.8（43.0～50.7）	27.9（25.0～30.9）	2.4（1.8～2.9）
	城乡			
	城市	44.6（42.6～46.6）	23.6（22.5～24.8）	2.3（2.1～2.6）
	农村	43.4（41.6～45.2）	23.5（22.6～24.4）	2.3（2.0～2.5）

注：* 在去过烟草零售店或使用过互联网的青少年中；** 在所有青少年中。

附表 4-7-1　中学生认为开始吸烟后很难戒断的比例

单位：%

学校类型	人口学特征	肯定不难	可能不难	可能难	肯定难	合计
总计	合计	9.2（8.9～9.6）	15.1（14.7～15.4）	44.7（44.2～45.2）	31.0（30.5～31.4）	100.0
	性别					
	男生	11.9（11.4～12.3）	15.6（15.2～16.0）	40.3（39.8～40.9）	32.2（31.7～32.8）	100.0
	女生	6.3（6.0～6.7）	14.5（14.2～14.9）	49.6（49.0～50.1）	29.6（29.0～30.1）	100.0
	吸烟状态					
	现在吸烟者	15.9（14.7～17.1）	25.1（23.9～26.3）	35.5（34.1～36.9）	23.5（22.3～24.7）	100.0
	现在非吸烟者	8.8（8.4～9.1）	14.4（14.1～14.7）	45.3（44.9～45.8）	31.5（31.0～31.9）	100.0
	城乡					
	城市	8.5（8.2～8.9）	14.1（13.6～14.6）	45.6（44.9～46.2）	31.8（31.0～32.6）	100.0
	农村	9.7（9.2～10.2）	15.7（15.3～16.1）	44.2（43.6～44.8）	30.5（29.9～31.0）	100.0
初中	合计	9.1（8.7～9.5）	13.0（12.7～13.4）	42.9（42.4～43.5）	35.0（34.3～35.6）	100.0
	性别					
	男生	11.5（10.9～12.1）	13.2（12.7～13.6）	38.5（37.8～39.2）	36.8（36.1～37.5）	100.0
	女生	6.3（5.9～6.7）	12.8（12.4～13.3）	48.0（47.3～48.8）	32.8（32.1～33.5）	100.0
	吸烟状态					
	现在吸烟者	17.5（15.6～19.4）	25.3（23.6～27.1）	33.5（30.9～36.0）	23.7（21.8～25.6）	100.0
	现在非吸烟者	8.7（8.3～9.1）	12.5（12.1～12.8）	43.4（42.8～44.0）	35.5（34.8～36.1）	100.0
	年级					
	初一	8.7（8.2～9.3）	10.2（9.8～10.7）	38.8（37.9～39.7）	42.2（41.3～43.2）	100.0
	初二	9.1（8.5～9.7）	13.6（13.0～14.1）	44.6（43.7～45.4）	32.7（31.9～33.6）	100.0
	初三	9.5（9.0～10.0）	15.4（14.8～16.0）	45.8（44.9～46.7）	29.3（28.3～30.3）	100.0
	城乡					
	城市	8.2（7.8～8.7）	11.9（11.4～12.4）	43.7（42.9～44.6）	36.1（35.2～37.1）	100.0
	农村	9.6（9.0～10.1）	13.6（13.2～14.1）	42.5（41.7～43.3）	34.3（33.5～35.1）	100.0
高中	合计	9.4（9.0～9.9）	17.8（17.3～18.3）	47.0（46.4～47.6）	25.8（25.1～26.5）	100.0
	性别					
	男生	12.3（11.8～12.9）	18.9（18.2～19.5）	42.8（42.1～43.4）	26.1（25.2～26.9）	100.0
	女生	6.4（5.9～6.8）	16.6（16.1～17.2）	51.5（50.6～52.3）	25.5（24.7～26.4）	100.0
	吸烟状态					
	现在吸烟者	14.9（13.5～16.3）	25.0（23.5～26.4）	36.7（35.4～38.1）	23.4（21.8～24.9）	100.0
	现在非吸烟者	8.9（8.4～9.3）	17.1（16.6～17.6）	48.0（47.4～48.7）	26.0（25.4～26.7）	100.0
	普高	8.6（8.1～9.1）	17.0（16.4～17.5）	48.9（48.2～49.5）	25.6（24.9～26.3）	100.0
	普高一	8.0（7.4～8.6）	16.1（15.4～16.8）	48.8（47.8～49.9）	27.1（26.1～28.0）	100.0
	普高二	8.6（8.0～9.2）	17.4（16.7～18.1）	48.7（47.8～49.7）	25.3（24.3～26.3）	100.0
	普高三	9.1（8.3～10.0）	17.5（16.6～18.3）	49.0（48.0～50.0）	24.4（23.6～25.3）	100.0
	职高	11.1（10.4～11.8）	19.4（18.5～20.2）	43.3（42.3～44.2）	26.2（25.0～27.4）	100.0
	职高一	10.6（9.7～11.5）	17.7（16.5～18.9）	42.6（40.6～44.6）	29.1（26.9～31.4）	100.0
	职高二	11.6（10.3～13.0）	20.4（19.1～21.7）	43.8（42.2～45.5）	24.2（22.4～25.9）	100.0
	职高三	11.3（10.0～12.5）	20.3（18.6～21.9）	43.5（40.9～46.0）	25.0（22.7～27.3）	100.0
	城乡					
	城市	8.9（8.4～9.3）	16.7（15.8～17.5）	47.7（46.7～48.7）	26.8（25.6～27.9）	100.0
	农村	9.8（9.2～10.5）	18.5（18.0～19.1）	46.5（45.7～47.3）	25.1（24.4～25.9）	100.0

附表 4-7-2 中学生父母吸烟状况分布

单位：%

学校类型	人口学特征	父母两个都不吸	父母两个都吸	只有父亲吸	只有母亲吸	不知道	合计
总计	合计	44.1（43.2～45.1）	1.8（1.6～1.9）	52.0（51.1～52.9）	0.4（0.4～0.4）	1.7（1.6～1.8）	100.0
	性别						
	男生	44.1（43.2～45.1）	1.8（1.6～1.9）	51.7（50.8～52.6）	0.4（0.3～0.4）	2.0（1.8～2.1）	100.0
	女生	44.2（43.1～45.2）	1.8（1.6～1.9）	52.3（51.3～53.3）	0.4（0.3～0.5）	1.4（1.3～1.5）	100.0
	吸烟状态						
	现在吸烟者	28.4（26.8～30.1）	4.0（3.5～4.5）	64.9（63.2～66.5）	0.7（0.5～0.9）	2.0（1.7～2.3）	100.0
	现在非吸烟者	45.2（44.3～46.1）	1.6（1.5～1.8）	51.2（50.2～52.1）	0.4（0.3～0.4）	1.6（1.5～1.8）	100.0
	城乡						
	城市	46.1（44.7～47.5）	2.0（1.8～2.2）	49.8（48.4～51.2）	0.4（0.3～0.4）	1.7（1.5～1.9）	100.0
	农村	42.9（41.7～44.1）	1.7（1.5～1.9）	53.4（52.2～54.5）	0.4（0.3～0.5）	1.7（1.5～1.8）	100.0
初中	合计	45.3（44.2～46.5）	1.7（1.6～1.9）	50.6（49.5～51.7）	0.4（0.4～0.5）	1.9（1.8～2.0）	100.0
	性别						
	男生	45.2（44.0～46.3）	1.7（1.5～1.9）	50.5（49.5～51.6）	0.4（0.4～0.5）	2.2（2.0～2.3）	100.0
	女生	45.5（44.2～46.8）	1.8（1.6～1.9）	50.7（49.5～51.9）	0.4（0.3～0.5）	1.6（1.4～1.8）	100.0
	吸烟状态						
	现在吸烟者	26.1（23.9～28.3）	4.0（3.2～4.9）	66.7（64.2～69.3）	0.8（0.5～1.1）	2.4（1.9～2.9）	100.0
	现在非吸烟者	46.2（45.1～47.3）	1.6（1.5～1.8）	49.9（48.9～51.0）	0.4（0.3～0.5）	1.9（1.7～2.0）	100.0
	年级						
	初一	47.2（45.9～48.6）	1.7（1.5～1.9）	48.4（47.2～49.7）	0.4（0.3～0.5）	2.2（2.0～2.4）	100.0
	初二	44.5（43.1～45.9）	1.8（1.6～2.1）	51.3（50.0～52.6）	0.4（0.3～0.5）	1.9（1.7～2.1）	100.0
	初三	44.1（42.9～45.3）	1.7（1.5～1.9）	52.2（51.0～53.4）	0.4（0.3～0.5）	1.5（1.4～1.7）	100.0
	城乡						
	城市	48.3（46.7～49.9）	1.9（1.7～2.1）	47.5（46.0～49.1）	0.4（0.3～0.5）	1.9（1.8～2.1）	100.0
	农村	43.7（42.1～45.2）	1.7（1.4～1.9）	52.4（50.9～53.8）	0.4（0.3～0.5）	1.9（1.7～2.1）	100.0
高中	合计	42.6（41.6～43.6）	1.8（1.7～2.0）	53.8（52.8～54.9）	0.4（0.3～0.4）	1.4（1.3～1.5）	100.0
	性别						
	男生	42.7（41.6～43.9）	1.9（1.7～2.1）	53.4（52.2～54.5）	0.3（0.3～0.4）	1.7（1.5～1.9）	100.0
	女生	42.4（41.3～43.6）	1.8（1.6～2.0）	54.3（53.1～55.5）	0.4（0.3～0.5）	1.1（0.9～1.2）	100.0
	吸烟状态						
	现在吸烟者	29.8（27.9～31.7）	4.0（3.3～4.6）	63.8（62.0～65.5）	0.6（0.5～0.8）	1.8（1.4～2.2）	100.0
	现在非吸烟者	43.8（42.8～44.9）	1.6（1.5～1.8）	52.9（51.8～53.9）	0.4（0.3～0.4）	1.3（1.2～1.5）	100.0
	普高	44.4（43.3～45.6）	1.6（1.5～1.8）	52.4（51.2～53.6）	0.4（0.3～0.4）	1.1（1.1～1.2）	100.0
	普高一	44.3（43.0～45.6）	1.6（1.3～1.9）	52.4（51.1～53.6）	0.4（0.3～0.5）	1.3（1.2～1.5）	100.0
	普高二	43.8（42.4～45.3）	1.8（1.6～2.0）	52.8（51.4～54.3）	0.4（0.3～0.5）	1.1（1.0～1.3）	100.0
	普高三	45.2（43.8～46.5）	1.5（1.3～1.7）	52.0（50.6～53.3）	0.3（0.2～0.4）	1.0（0.9～1.2）	100.0
	职高	38.9（37.4～40.4）	2.2（1.9～2.5）	56.6（55.0～58.2）	0.4（0.3～0.5）	1.9（1.5～2.2）	100.0
	职高一	38.4（36.6～40.2）	2.6（2.1～3.1）	56.8（54.9～58.6）	0.4（0.2～0.6）	1.8（1.4～2.2）	100.0
	职高二	39.7（37.3～42.1）	1.9（1.5～2.3）	56.3（53.9～58.6）	0.4（0.2～0.6）	1.7（1.3～2.2）	100.0
	职高三	38.6（35.8～41.5）	2.1（1.6～2.7）	56.9（54.0～59.8）	0.3（0.1～0.4）	2.1（1.3～2.8）	100.0
	城乡						
	城市	43.7（42.1～45.2）	2.1（1.8～2.3）	52.4（50.8～54.0）	0.4（0.3～0.5）	1.5（1.2～1.7）	100.0
	农村	41.9（40.5～43.2）	1.7（1.5～1.9）	54.8（53.4～56.2）	0.4（0.3～0.4）	1.3（1.2～1.5）	100.0

附表 4-7-3　中学生好朋友吸烟状况分布　　　　　　　　　　单位：%

学校类型	人口学特征	都不吸烟	有人吸烟	大部分吸烟	全部吸烟	合计
总计	合计	59.0(57.9~60.2)	35.7(34.8~36.6)	4.4(4.1~4.8)	0.9(0.8~1.0)	100.0
	性别					
	男生	49.9(48.5~51.3)	42.0(41.0~43.0)	6.7(6.1~7.2)	1.4(1.3~1.6)	100.0
	女生	69.2(68.1~70.3)	28.6(27.7~29.5)	1.9(1.7~2.1)	0.3(0.2~0.3)	100.0
	吸烟状态					
	现在吸烟者	3.1(2.6~3.6)	54.3(52.5~56.1)	35.1(33.4~36.8)	7.5(6.6~8.3)	100.0
	现在非吸烟者	62.8(61.8~63.8)	34.3(33.4~35.2)	2.4(2.2~2.6)	0.4(0.4~0.5)	100.0
	城乡					
	城市	63.2(61.5~64.9)	32.2(30.9~33.5)	3.8(3.2~4.3)	0.8(0.7~0.9)	100.0
	农村	56.5(54.9~58.0)	37.8(36.6~39.0)	4.8(4.3~5.3)	0.9(0.8~1.0)	100.0
初中	合计	70.0(68.6~71.5)	26.5(25.3~27.7)	2.8(2.4~3.1)	0.7(0.6~0.8)	100.0
	性别					
	男生	63.7(61.9~65.5)	31.5(30.0~32.9)	3.8(3.3~4.3)	1.0(0.9~1.2)	100.0
	女生	77.4(76.1~78.7)	20.8(19.6~21.9)	1.6(1.4~1.8)	0.2(0.2~0.3)	100.0
	吸烟状态					
	现在吸烟者	4.9(3.9~5.8)	56.4(53.4~59.3)	31.1(28.0~34.1)	7.7(6.2~9.2)	100.0
	现在非吸烟者	72.9(71.7~74.2)	25.1(24.0~26.2)	1.6(1.4~1.7)	0.4(0.3~0.4)	100.0
	年级					
	初一	80.7(79.1~82.3)	17.5(16.1~18.9)	1.5(1.2~1.8)	0.3(0.2~0.4)	100.0
	初二	68.4(66.7~70.0)	28.0(26.7~29.4)	2.8(2.3~3.2)	0.8(0.6~0.9)	100.0
	初三	60.1(58.2~62.0)	34.7(33.1~36.2)	4.2(3.7~4.7)	1.0(0.8~1.2)	100.0
	城乡					
	城市	76.8(75.2~78.4)	20.9(19.5~22.3)	1.8(1.5~2.1)	0.5(0.4~0.6)	100.0
	农村	66.2(64.2~68.2)	29.7(28.0~31.3)	3.3(2.8~3.8)	0.8(0.6~0.9)	100.0
高中	合计	44.7(43.3~46.1)	47.6(46.6~48.6)	6.6(6.0~7.1)	1.1(1.0~1.3)	100.0
	性别					
	男生	31.3(29.8~32.8)	56.2(55.1~57.2)	10.5(9.7~11.4)	2.0(1.7~2.2)	100.0
	女生	59.0(57.6~60.3)	38.4(37.2~39.7)	2.3(2.0~2.6)	0.3(0.2~0.3)	100.0
	吸烟状态					
	现在吸烟者	2.0(1.6~2.5)	53.1(50.9~55.3)	37.5(35.7~39.3)	7.3(6.3~8.4)	100.0
	现在非吸烟者	48.9(47.7~50.2)	47.0(45.9~48.1)	3.5(3.2~3.8)	0.5(0.5~0.6)	100.0
	普高	49.7(48.1~51.4)	45.1(43.7~46.4)	4.4(4.0~4.8)	0.8(0.7~0.9)	100.0
	普高一	54.4(52.5~56.2)	41.2(39.7~42.7)	3.8(3.2~4.4)	0.6(0.5~0.8)	100.0
	普高二	48.3(46.4~50.1)	46.4(44.8~48.0)	4.5(4.0~5.0)	0.8(0.7~1.0)	100.0
	普高三	46.6(44.2~49.0)	47.6(45.5~49.6)	4.9(4.3~5.5)	0.9(0.8~1.1)	100.0
	职高	34.7(32.2~37.2)	52.7(51.0~54.3)	10.8(9.4~12.1)	1.9(1.5~2.2)	100.0
	职高一	37.2(33.7~40.7)	49.9(47.4~52.4)	10.9(8.9~12.8)	2.0(1.2~2.7)	100.0
	职高二	34.5(30.7~38.3)	52.4(49.9~54.9)	11.0(9.3~12.8)	2.1(1.5~2.7)	100.0
	职高三	32.0(28.7~35.4)	56.0(53.3~58.8)	10.4(8.5~12.3)	1.5(1.1~2.0)	100.0
	城乡					
	城市	47.3(45.0~49.7)	45.4(43.8~47.0)	6.1(5.1~7.1)	1.2(0.9~1.4)	100.0
	农村	42.9(41.2~44.7)	49.1(47.7~50.5)	6.9(6.2~7.5)	1.1(1.0~1.3)	100.0